近代名医珍本医书重刊大系

（第一辑）

中风斠诠附中风论

张山雷　著

孔庆斌　杨燕妮　点校

天津出版传媒集团

天津科学技术出版社

图书在版编目（CIP）数据

中风斠诠附中风论 / (清) 张山雷著；孔庆斌，杨燕妮点校. -- 天津：天津科学技术出版社，2023.1

（近代名医珍本医书重刊大系）

ISBN 978-7-5742-0393-8

Ⅰ.①中… Ⅱ.①张… ②孔… ③杨… Ⅲ.①中风—中医治疗法 Ⅳ.①R255.2

中国版本图书馆CIP数据核字(2022)第133994号

中风斠诠附中风论

ZHONGFENG JIAOQUAN FU ZHONGFENG LUN

策划编辑：吴文博

责任编辑：梁　旭

责任印制：兰　毅

出　　版：天津出版传媒集团 / 天津科学技术出版社

地　　址：天津市西康路35号

邮　　编：300051

电　　话：(022)23332392(发行科)23332377(编辑部)

网　　址：www.tjkjcbs.com.cn

发　　行：新华书店经销

印　　刷：河北环京美印刷有限公司

开本 880×1230　1/32　印张9.75　字数172 000

2023年1月第1版第1次印刷

定价：59.00元

近代名医珍本医书重刊大系第一辑专家组

中医策划： 黄樵伊　党　锋

学术指导： 罗　愚　代红雨　李翊森　陈昱豪　严冬松

整理小组： 张汉卿　赖思诚　蔡承翰　朱吕群　林亚静　李　怡

徐　蕴　许颂桦　施玟伶　邱德桓　林慧华　郑水平

付大清　王　永　邬宏嘉　杨燕妮　丁　舟　孔庆斌

钱平芬　黄琬婷　吴思沂　李秀珠　姜乃丹　瞿力薇

来晓云　郭　铭　王杰茜　杨竹青　宋美丹　张　云

郭晋良　周　洁　杨守亲　刘　港　聂艳霞　杨洁浩

郑月英　崔盈盈　吕美娟　张引岗　周湘明　李素霞

吴彦颉　马建华　王耀彬　李　娟　张　涛

目 录

中风斠诠

中风论

中风斠诠

《中风斠诠》高序

医生者，医病者也。医书者，指导医生以医病，且以医医生之病者也。病人之生死机缄，操于医生笔下，而医生之或致草菅人命，大率由所读医书有以误之。然则医生杀人，律当以从犯论罪，而主犯宜归罪于著书之人。国医著作，奚啻万千，言之成理者固多，然按方投剂，能有效验着几何？能不误人者又几何？医学之书，有关生命，宁不重欤？《传》云：太上有立德，其次有立功，其次有立言。惟是医家之言，即所以立功立德，其言而当，生死肉骨，非功德而何？神农《本经》、轩岐《灵》《素》，实为国医鼻祖。微言精义，后学南针，于是乎在。独是年湮代远，言之不详，学子研求，难寻端绪。仲景之时，去古未远，伤家族之死亡，悯民生之疾苦，乃本《灵》《素》而著《伤寒论》。盖因病而求治法，辨证以立论方。其证多者，则论精而详；其证少者，则言简而略。若《伤寒论》中之所谓中风，则为发热汗出恶风脉缓之证，实即后世之所谓伤风，外感风邪，其见证且较伤寒为轻，为《素问》之中风名义，同条共贯。是以本论六经，皆有中风之条，都属寻常外感，非后世所谓昏厥暴仆，气粗脉大之中风可以并论。不谓《金匮》以降，竟以辛温发散之法，疗治猝然昏仆之大厥，二千年来，以讹传讹，牢不可破。虽曰求鱼缘木，似无后灾，岂知救火抱薪，倾刻灰烬。漫漫长夜，听盲人瞎马以驰驱，芸芸群生，含续命、愈风而物化，乃相率而委之病不可治。吁！其果不可治乎？仆早年从淮安高映清先生游，先生为淮上名医，踵师门而求治者，日恒数十百人，中风之证，固数数见之，而难期速效。师尝谓门人曰：最难治者惟中风，虽古人亦无良法。然投以清平凉降，似较诸辛温发散为佳。逮仆临证以来，迄今又二十余载，凡治中风，悉本先师遗法，虽无大误，然捷验难言，觉恒有不慊于心者。十年前，由上海千顷堂书局购到嘉定张山雷先生所著之《中风斠诠》两册，读其序言，已觉如有所悟，及将全书读完，则心胸开朗，二十载疑团，一朝冰释，不禁拍案大叫曰：何张氏多医，古今病理，多由一家发明耶！仲景著《伤寒》《金匮》为万世法，伯龙《类中秘旨》足以补仲景之遗。今得山雷氏推阐详明，发扬而光大之，又足以补伯龙之未备，是当与《伤寒》《金匮》鼎足而三。第以推翻古书成说，并《金匮》而犹有怀疑，似乎清夜扪心，不无骇咤。但每遇瘈疭抽搐，昏瞀痉厥等证，悉以介类潜镇法，小试其端，多能随手有效。仆乃幸得能治中风之名，而求治者亦日益多。年来斯疾之获愈者，大小证当以百计，其中病势之重且久，而治验之奇且捷者，得两人焉。一为徐州南门外益泰栈肖子青君，年五十，素劳擘画，体丰痰多，忽然昏瞀暴仆，两目失明，气促涎流，危在旦夕。邀仆至时，晨曦初上。脉则滑数洪大，欲视其舌而不可见，面色绯红，喉声曳锯，举家哭泣，以为无生望，仆急授以潜镇大剂，方用三甲合龙齿、石决、白芍，佐以二至、桑菊等物，覆杯得安。午后略加冬、地、玄、丹甘寒之品，连进两剂，次日目明舌和，语言清晰。调理两月，竟以渐愈。一为徐州西乡郝寨郝可亭之子，十二岁，病两载有余。每晨睡眠将醒之际，必瘛疭抽搐，昏不知人者约半小时，口流涎沫，角弓反张，无间寒暑。昼日虽如常态，终是机钝神呆。郝家道有余，中西医诊治殆遍，见《徐州民报》与《新徐日报》有登载仆之医话者，特跋涉来城求治，屡述经过情形。视其色则萎黄，按其脉则滑数，目蓝而光滞，舌腻而边红，旧说所谓肝阳夹痰热上扰，亦即今之所谓血冲脑也。即授以潜镇清平，略佐化痰为剂，方用生牡蛎、生石决明各一两，蛤黛散、青龙齿各五钱，牛蒡子、栝蒌子各三钱，桑菊、竹茹、丝瓜络、苏子霜各一钱五分。一剂甫投，病即不发，大便略解痰涎。其父喜曰：药果效矣！能保持悠久乎？先生何其神也。仆曰：姑且待之。原方进退，连服三十剂，继又改作膏丸，调理半载，于今数年，竟未一发。以上两证，仆所以不用羚角者，非不知羚角独入厥阴，较易获效，因近时价贵，动须一二十金，中人之家，不易措办。仆平生立愿，不用贵药，故竟毅然屏除，虽似矫枉，然此心当邀天鉴，但能效验依然，并非无羚角而不可者，世或因其昂贵而重视之，仆为揭明斯旨，则贫穷者受惠良多。仆每因人过誉，转觉自惭，不敢攘人之功以为己力，恒对誉我者曰：治愈斯疾，非仆之能，乃张伯龙、张山雷两先生之所教，常以《中风斠诠》出示朋辈，而遇知识界中，谈斯疾者，必嘱其速购此书，盖此书不独医病人之病，且以医医生之病矣！仆昔年不能速医是证，是即仆之一病，今得此书医之，而仆之病愈，而病中风之病者，更可以速愈。饮水思源，是皆伯龙、山雷所赐。惟伯龙先生去今稍远，空殷慕蔺之思，而山雷先生，又相隔迢遥，莫遂识荆之愿。两投尺素，都被误于浮沉，一缕丹忱，时萦怀于梦寐。壬申十月，通函兰溪协记书庄，探询山雷先生近著，遂得先生手字，红云一朵，不啻天外飞来。更闻《中风斠诠》重订行世，不禁喜极，致邮索取，并述相慕之殷，以及仆受此书之益。承以书来，嘱为作序，附以重订本之一二两卷，细读一过，则理论精详，益臻完善。中风病之证治，叹观止矣！又闻有脑神经病《古今医案平议》之辑，将来可称璧合珠联。仆尝见今日医林著作家多矣，如夫已氏辈晦僻怪诞，毫不可解，及附会新学说，非马非驴，不足评论者外，上焉者，或多文章倜傥，而方药无灵，理论精详，而实验难必。求其效如桴鼓，捷于影响若是书者，曾不可多觏。仆乃是书实验之人，敢作负责介绍之语。先生此作，绝非欺人之空论，更非如投机事业，思以牟利者所可等视。可谓祖述《素》《灵》，继往开来，一则佳话。爰以读是书之经过，序述如上，以告同人。仆草茅下士，人微言轻，非搢绅名流，借一题词，可为篇幅增光者比。且山雷先生之体仁堂医书，久已不胫而走，又何待仆之揄扬。且仆与先生，尚无一面之缘，更非曲阿之好，良由获益于心，不觉形之于笔，有如骨梗在喉，哇而始快。仆为此序，乃序述所得此书之助力，作报告实录。见此者其勿以为恭维酬应一派可也。

时民国二十一年壬申仲冬神交教弟白下高行素序于徐州寓庐之行素轩

《中风斠诠》自序

拙编《中风斠诠》，于壬子仲春，乍见伯龙氏类中之论，心有所悟，遂以属稿。迨至丁巳，整理甫就。戊午八月，包君识生以神州医药总会名义，创办神州中医学校于沪上。其时医会粗具雏形，医校成立仅赖包君奔走，得会中同人解囊相助，草昧经营，遽而开课，讲堂资料仓猝无徵，猥承下问，谆嘱赞襄，乃以此稿授之，遂有医校之铅字本，是为拙编杀青之始。洎乎庚申来遊兰溪，加以润饰，于壬戌岁，用石印法再付手民，辱承同好，闻而函索，五六年间，竟以告罄，然问讯者，犹复相属。窃念此编虽仅属国医学理之一端，而确有征验，藉以远绍上古神圣心传，是国学存亡绝续一大证据。不佞治医卅余载，惟此差足以贡献社会，稍能补救民生疾苦，当思推广以期及远。但原本第一卷之十四节论慢脾风病理，疑是阴气上冲，亦能使脑神经变化一条，似乎语太凿空，不若以阳不布护，不能养脑立论，较为切近显明，用是更为修正，并补入此病未发之前必有先兆一条，俾得防患未然，病家医家俱可作曲突徙薪之计，是即古人所谓上工之治未病。爰以重订为名，更以问世，惟期海内贤明，匡其未逮，而有以教之。又最近五年来发生一种时疫，病起头痛，脑后痛，身有大热，面目俱赤，且多呕吐，旋即昏不知人，咬牙痉厥，或为角弓反张，呼痛不彻，或竟不言不动，无臭无声，最速者数小时而就毙，其次亦三五日、七八日告危。国医几于无可措手，而新学家则名以脑脊髓膜炎。揆度病情，盖亦气火陡升，脑神经之变动，乃彼之学者，则谓与血冲脑绝端不可同论，诚以彼之显微镜里分析细微，验得血液形态，既有歧异，自当别有研究。初无大处落墨，提挈纲领，以探其源之例。不佞所见是证，虽最危者，诚无挽救之术，然常用大剂白虎及紫雪一类，治愈多人，而同道中之循用是法者，亦颇有验。观其目赤颧红，头痛如破，唇焦且茧，脉大劲弦，气火升腾，发扬激越，血升冲脑，盖亦信而有征，但含有传染性质，是为时行之厉气。沪上神州医药总会定以疫痉为名，差为有据。惟此证之获愈者，热渐退时，多有两颐、唇颔、项侧发出颗粒红瘰，或如水痘者。苟得此瘰，即无反复，可见阳明、少阳郁火得泄，里热自解，此虽与类中之血冲脑者见证不尽合符，然其为气火上冲则理无二致。附书所见，就质通方，或亦举三反二之一助云尔。

癸酉仲春张寿颐山雷甫识于兰溪城中福山之麓

《中风斠诠》张序

吾华医学，昉于上古，盛于汉唐。论杂病者，自《素问》以降，莫不以仲景《金匮》、玄晏《甲乙经》《巢氏病源》、孙氏《千金》、王氏《外台》诸家为轨范。诚以汉唐家法，辨证论治，具有精义，可为万世不易之法守，不比宋、金、元、明诸书，时以泛滥空言充篇幅，作皮相语也。独至中风一证，昏厥暴仆，无非肝阳不靖，生风上扬，而证以古书，则此是内动之风，《素问》本不在中风之例，至《金匮》《甲乙经》而始谓之中风。方且皆以为外感之寒风，则与肝气自旺，火盛风生之义，枘凿不合。而后之作者，无不祖述《金匮》，皆以外风论治，疏风散寒，习为常例。《千金》《外台》方药最夥，辛散温升，如出一手。直至河间、丹溪之论出，而始知为火为痰，病属内因，本未尝感触外来之邪风。然议论虽互有发明，而所述治法，犹恋恋于古人续命诸汤，终不能为内风昭示正轨。盖识病之误，已在汉唐诸大家，则后之学者，纵有觉悟，亦不敢大放厥辞，直抉古人之谬，而是病之误为古书束缚，固已二千年矣！近数十载，欧风东渐，新学大昌，其论此病，谓是血冲脑经所致。但就其病名言之，岂不与国医之所谓中风者，分道而驰，不可强合。然蓬莱张氏伯龙《雪雅堂医案》，则据《素问》“血之与气，并走于上，则为大厥”一节，谓即肝火自炽，生风上扬，迫令气血上逆，冲激入脑，震动神经，而失其知觉运动之病，融会中西学说，以阐明此病之渊源，信而有征，同条共贯，可为中外医学沟通之初步，岂非科学中一大发明。其治法惟以潜阳镇逆为主，使气血不上升，脑不受激，则汹涌波澜，顿然平定。但从大处落墨，批大卻，导大窾，一切兼证无不迎刃自解。日月出矣，爝火俱熄，乃令读者陡然觉悟，心目为之清明。惟是内风上扰，必挟胸中痰浊，随气而升，故当昏瞀眩仆之时，痰涌涎流，十恒八九，临时急救，必以泄降浊痰为第一要义，而滋腻药物，多非所宜。伯龙知参术壅气之不可误投，而反欲以二地、阿胶与镇逆潜阳并进，尚是未达一间，此则误读立斋、景岳诸书，未免贤者之过。同学张子山雷，早弃儒冠，殚精医术，读书万卷，寝馈廿年，阅历既多，具有心得，能以古书供其运用，而不为古人所愚。每谓中风一病，古今议论，都无真解，独于伯龙之《类中秘旨》一篇，服膺最挚。第微嫌其镇肝滋肾，不分次序，则当气升痰塞之时，粘腻适以助壅，难收潜降摄纳之功，乃为之分别缓急，条举治法，而先引证古籍，辨明内因外因，罗罗清疏，如指诸掌。然后是病之来源去委，昭然若发蒙。书成三卷，名曰《斠诠》。斠不平者而使之平，洵为治是病者绝无仅有之正鹄。伯龙开其源，得山雷氏导其流，于是临证处方，铢两悉称，而今而后内风暴动之变，始得卢循续命之汤，裨益于医界病家必非浅鲜。惟其辨正古人之误，虽以《金匮》《甲乙经》，举世所共知为医学大宗者，皆在纠绳之列。翻尽古人成案，犹恐笃信好古之儒，或有疑其持论太奇，未敢轻信者。要之内风、外风，在《素问》显有区别，至《金匮》而始以内风诸证，皆作外风，殊非《素问》所谓中风之真旨。即据《素问》以正汉唐之误，而《金匮》《甲乙经》诸书，不得不谓其自有误会，况乎今之实验，既有明征，则古之成方，信多贻祸。民命至重，讵可不辨。此事实之不能模棱两可者，初非炫异矜奇，好与古人作无端之饶舌也。若以介类潜阳之品，专治气火上浮，肝阳内动之病，则宋人许学士真珠母丸已开其例。近贤孟英王氏，颇擅其长，文彦业师吴门黄醴泉先生，亦喜用之。龙、牡、龟、鳖、贝齿、珠母、玳瑁之属，连类而书，不嫌复叠，镇摄之力，视伯龙所言，殆十倍之，而其力始专，其效尤著，狂澜砥柱，乃可楮撑。山雷此编，固以伯龙之论，触类旁通，阐幽烛隐，而得此绝大之觉悟，然专倚介类以建殊勋，盖即从孟英、醴泉诸家之治案悟出，非拘拘于伯龙一家言者，且专用潜镇以定内风，亦非伯龙本旨。盖伯龙意中，因欲以潜降与滋填并进也。

此山雷之缜密，固有较胜于伯龙者，青出于蓝，洵非虚语。而孟英诸家之治验，殆其旁证之得力处耶！山雷又有，《古今医案平议》之作亦将就绪，其脑神经病一编，采集近贤治案，可见一斑。敢书所见，以质山雷，其以为知言否？僭加评骘，并为点句以归之，尚其速付手民，唤醒俗学，俾呻吟床笫者，早得针膏肓而起废疾，则书生之有用于世，功德亦不为小矣！爰叙涯略，以告世之治此学者，要亦医林之一大关键，非钞胥家所可同日语也。吾道中不乏读书明理之才，必不以鄙言为阿私所好。

时民国六年在丁巳冬十月同学弟同邑张文彦洛钧氏
序于沪城寓居之半庐

洛钧少寿颐八岁，幼习举子业于吾邑南翔镇李眸云先生门下，寿颐有同门谊。后颐从同邑黄墙村朱阆僊先生习医，洛钧亦弃儒而在沪从黄醴泉专治此学。醴泉笔下轻灵，为沪城寓公前辈，洛钧从之遊者五年，尽得其前后三十年治案十余巨册，入手既正，所造自醇。光绪之季，寿颐寄寓沪滨，旧雨重逢，所学者同，过从益密。盖十年来无三五日不见，见则非此道不谈，相与纵论古今各家得失，而证之以彼此经验，实地蹉磨，获益不浅。洛钧又尝从西学家习治疡术，嫌彼所用药，止能防毒防腐，而于退毒围毒，止痛拔毒，去腐生肌诸法，国医旧学，未尝不详尽缜密。独惜市肆中通行疡科各书，大都含糊浮泛，无一精切适用之本，常从寿颐讨论黄墙朱氏外科家学，寿颐乐得同嗜，吾道不孤，恒为指示窾要，苟遇大证，互约同勘，应手最多，好学殷拳，而临证复详慎不苟，侪辈中胡可多得。丁巳秋仲，寿颐纂集是编，初稿就绪，持以相质，蒙题是序，且详加眉评，为之点句，誉吾太过，不免阿私所好之嫌。止以缔交有年，深识此中甘苦，颇能道着寿颐欲言未言之隐。同心兰契，肺腑铭之。孰意天不假年，遽于戊午夏五，忽遘时疾，一病浃旬，遂以不起，年甫三十有八。所学未竟，能无痛惜！寿颐輓以联云：廿年前槎上论交（南翔镇古称槎溪），少谈文，壮谈医，此道难得真传，何幸声气相求，阐旧说以启迪新知，吾亦自豪，也算恫瘝在抱；十稔来沪滨同客，奇共赏，疑共析，拙著且蒙心许，哪料人琴永诀，染微疴而遽辞浊世，天胡太酷，忍教学识长埋。语虽不工，盖识实也。今将拙稿订正一过，思以问世，痛神交之难再，哀旧雨之无闻，重读是序，曷禁泫然，附识数行，冀存梗概，良足伤已。

壬戌初夏寿颐识于浙省兰溪之中医专校

《中风斠诠》杨序

《素问》标中风之名，病因所在，为肌腠之间，感受风邪。若瞀昧暴病，瞤瘈暴死，徇蒙招尤，目冥耳聋之证，亦散见《素问》，而皆不被以中风之目。《内经》论病，苦无统系。古人所短，诚无足讳。但一内一外，大旨厘然可辨。唐宋医子，疏于考古，证状不审，治法尤谬。推原祸始，实缘《金匮》晚出，篇残简蠹，其间多后人羼入之言，有以误之也。金元以降，有真中、类中之别，而中风之说一变，主火、主气、主痰，虽各树一帜，要能芟夷芜秽，特辟康庄者也。张介宾上溯圣经，毅然发厥逆之义，树非风之论，而其说又一变，惜乎处方论治，犹有遗憾。蓬莱张伯龙氏，补苴会卿之罅漏，摭采西人之新理，有《类中秘旨》之作，而其说又一变。然神经脉络，混淆不辨，降气化痰，缺焉未备，贻误学者，犹有遗憾。嘉定张山雷先生，于古人之书，欲有以会其通，于近人之书，欲有以纠其失。于是作《中风斠诠》三卷，融中外于一冶，集古今之大成，理论既备，治法尤详，后之来者，篾以加也。《诗》云：高山仰止，景行行止。虽不能止，心向往之。仆与先生，虽无一日之雅，而千里神交，非伊朝夕。今受书而读之，心所钦敬，达之于言，自有欲已而不得者，爰书此以弁其简端。

民国十四年三月泰兴杨百城

《中风斠诠》张序

子舆氏之言曰：尽信书不如无书。诚有见于载籍极博，择善以从，能自得师之不易。善读书者，要惟折衷于理论，征验乎事实，信其所当信，而疑其所当疑，然后能得读书之益，而不为古书所愚。国医之学，导源上古，垂四千年。《素》《灵》《八十一难》，虽未必果是轩岐手定，究竟神圣一脉心传，赖以存什一于千百。惜乎书缺有间，零落残编，言之未详，学者不悟，甚且以讹传讹，转入歧途，不可复问。非得有心人，懂而理之，于阅历中，推求治验，藉以阐发古人精义，则国学安有昌明之望？有识者侍，能无怅触，此吾宗嘉定山雷氏《中风斠诠》一编，洵能翦尽荆榛，大开觉路，远绍黄农遗绪，而发扬国粹者也。原夫中风病名，《素问》数见不鲜，而皆为外感风邪，则确乎可据。《五十八难》称伤寒有五，以中风为第一，宁非外伤于风之候？是以仲圣《伤寒论》，祖述《素问》《九卷》《八十一难》，亦以中风与伤寒连类而言，辨别同中之异，可见古人所谓中风之真相。迨乎《金匮要略》中风历节一篇，则犹是中风之名，而叙述证状，显然与《素问》《伤寒论》之中风大相岐异。于是六朝以降，咸以《金匮》为宗，下讫金元，类中真中虽似两途，然所用药物，亦惟续命、愈风同出一辙，病者得之，百无一效。于是嚣嚣然号于众曰：世间万病，惟中风为最不可治。而病家咸知苟得是证，必无可生之望。最近二十年前，蓬莱张伯龙始有《类中秘旨》之论，主以潜阳抑降为治，而山雷引伸其义，辅之以泄热开痰，治验昭然，理法大备，竟为二千年来国医界开一新纪录。惟其致疑于古人者，并《金匮要略》《甲乙经》，而胥加辨驳，最足以招世俗之讥，特是病理固发明于《素问》之中，则亦非山雷故为矫异，自辟歧途。疑《金匮》、疑《甲乙经》，正所以信《内经》，更何问乎六朝唐宋而后。山雷固验之于事实，而真能信其所当信，疑其所当疑者，是乃吾远祖黄农神圣有灵，呵护式凭，藉以维持国学于不坠者，抑亦病家之一路福星也。纯与山雷，海角天涯，未谋一面，惟赖鱼来雁往，千里神交，承寄一编，以相商榷。爰书所见，以告同好，尚冀世之得读是书者，毋执二千年沿习之成见，来相讦难，吾道其遮有豸乎！

中华纪元第一癸亥春三月盐山宗愚弟张锡纯寿甫氏序

《中风斠诠》自序

中风之病，猝然倾仆，痰壅涎流，而瘫痪不仁，舌强语謇，痉厥瘈疭，抽搐昏愦诸危证，接踵而来，甚则不动不言，如痴如醉。世之医者，无不知是险候，而殊少捷应之治验。即遍考古今医籍，亦莫不各有议论，各有方药。然寻绎其词旨，大都含糊隐约，疑是疑非，所以如法治疗，亦复无效。近之西国医家，则谓此是血冲脑经之病，又有称为脑失血、脑溢血，及脑血管破裂者。观其命名之义，固是离乎中医旧说，别有发明，且据其剖验所见，凡以是病死者，其脑中必有死血及积水，是血冲入脑，信而有征。顾血行于络脉之中，何故而上冲伤脑，竟致血管破裂？则治彼之学者，未能明言其原理，是以亦未闻其有切近之治效。〔批：古人未知有气血上菀脑神经之理，所以议论隔膜，则所定诸方，又安得有效？此是确实证据，则古人共认为外来之邪风者，岂非大误！〕近人蓬莱张士骧伯龙氏《雪雅堂医案》，尝论是病，则据《素问·调经论》："血之与气，并走于上，则为大厥，厥则暴死，气复返则生，不返则死”一节，而参用西学血冲脑经之说，谓脑有神经，分布全体以主宰此身之知觉运动，凡猝倒昏瞀，痰气上壅之中风，皆由肝火自旺，化风煽动，激其气血，并走于上，直冲犯脑，震扰神经，而为昏不识人，㖞斜倾跌，肢体不遂，言语不清诸证，皆脑神经失其功用之病。〔批：引证古书，吻合无间，即参西学，又是明白晓畅，精切不浮，似此论病，真是古人所未有。〕苟能于乍病之时，急用潜阳镇逆之剂，抑降其气火之上浮，使气血不走于上，则脑不受其激动，而神经之功用可复。〔批：醍醐灌顶，魂梦俱安。〕既以申明《素问》气血并走于上之真义，复能阐发西学血冲脑经之原由，则新发明之学理，仍与吾邦旧学，隐隐合符。惟西人据剖解所见，仅能言其已然之病状，而伯龙氏引证古籍，更能推敲其所以然之病源，言明且清，效近而显，贯通中外两家学理，沆瀣一气，而后病情之源委，治疗之正宗，胥有以大白于天下后世，洞垣一方，尽见症结。始悟古人诸书，皆未能明见及此，无惑乎凡百议论，多不中肯，遂令百千古方，不得倖图一效，则是病之所以号称难治者，其实皆不能识病之咎也。寿颐尝治甬人胡氏七十老妪，体本丰硕，猝然昏瞀，不动不言，痰鸣鼾睡，脉洪浮大。重投介类潜阳，开痰泄热，两剂而神识清明，行动如故。又治南翔陈君如深，年甫三旬，躯干素伟，忽然四肢刺痛，不可屈伸，虽神志未蒙，而舌音已謇，其脉浑浊，其舌浊腻，大府三日不行。则授以大剂潜降，清肝泄热，涤痰通府之法，仅一剂而刺痛胥蠲，坐立自适，乃继以潜阳化痰，调治旬余，即以康复。又尝治热痰昏冒，神志迷蒙，语言无序者数人，一授以介类潜镇泄痰降逆之品，无不应手得效，复杯即安。乃循此旨以读古书，始知《素问·生气通天论》“血菀于上，使人薄厥”一条，亦即此内风自扰，迫血上菀之病，更与西学血冲脑之说，若合符节〔批：又一确证。〕盖《素问》此病，本未尝以中风定名，凡《素问》之所谓中风，皆外感之风邪也。分别外因、内因，最是清晰，初无一陶同冶之误。自《甲乙经》有偏中邪气，击仆偏枯之说，乃始以内风之病，误认外风，而《金匮》以后，遂以昏厥暴仆，瘫痪不仁诸证，一例名以中风，且比附于《素问》之所谓中风，于是内因诸风，无不以外风论治。此其误实自《金匮》《甲乙经》开其端，〔批：读书得间是编之敢于纠正《金匮》《甲乙经》者，其所据即在于此，苟能起仲景、士安于九京，当亦自知误会。〕而《千金》《外台》承其弊，反将《素问》之内因诸风，忽略读过，不复致意。于是《金匮》《病源》《千金》《外台》诸书，后学所恃以为汉唐医药之渊海者，绝少内风之切实方论，讵非一大缺憾！〔批：古无专治内风之方药，真是缺典。〕且令后之贤哲，如河间、东垣、丹溪诸大家，论及昏瞀猝仆之中风，虽明知其为火、为气、为痰，病由内发，无与乎外感之风，而犹必以小续命、大秦艽、羌活愈风诸方，虚与委蛇，姑备一说，岂非以脑经之理，古所未知，则见此无端暴病之或㖞口眼，或废肢体，或更不识不言者，终不能窥测其所以然之故，犹疑为外感邪风，错杂其间，此即中风之名，有以误之。遂视古来相承不易之散风解表一法，必不敢独断独行，直抉其谬。而内风、外风之治法，仍依违于两可之间，则必使患是病者，百无一愈。〔批：为古人说出依违两可之源委，真情实理，全赖作者体贴入微，方能有此深入显出之语。总之古人于此病，皆未能识得真切也。〕今者得有伯龙此论，而《素问》之所谓“气血上菀”，及西学之所谓血冲脑经，皆已昭如云汉，炳若日星。凡是古人误认外风之议论方药，自不得不扫尽浮言，别树一治疗之正轨。惟是追溯致误之源，则自《素问》而外，即《甲乙经》《金匮》，已多疑窦，更何论乎唐宋以降。苟不证明其沿误之渊源，必有好古之士，致疑于新发明之学说，大异乎千载相承之旧，而不敢坚其信用者。则泥古之弊犹小，而临证之害实多，用是不辞愚昧，专辑一编，藉以研究始末。〔批：翻案太大，不得不仔细推敲，表明原始，此编之所以论议反复，近于繁冗也。〕乃知《素问》辨别之精审，以及汉唐误会之源流，未尝不马迹蛛丝，隐隐可据。且寻绎《千金》《外台》中风各方，亦时有清热潜降之剂，更可知古人固恒有此肝阳上凌之病，但以习俗相沿，鲜有直断为内热生风者，则虽有良方，而后学亦不易悟得其妙用，坐令临病之时，束手无策，宁不可痛！〔批：此亦确证，何得谓古之中风必非今之气血冲脑？〕爰为考证古今，疏其要旨，并述治疗次第，具列于篇，若其兼见诸证，如口眼㖞斜，肢体瘫废，或为舌短语蹇，神迷言糊，或为痰塞昏蒙，痉厥尸寝，〔批：擒贼擒王，不当支支节节，琐屑繁碎，反无一效。〕在古人不知是神经为病。恒欲分证论治，各立专方，求其一当，未尝不阐幽索隐，大费心思。岂知扪烛扣盘全非真相，则不揣其本而齐其末，卒无效力之可言。今惟以潜降为主，镇定其气血上冲之势，使神经不受震激，而知觉运动皆可恢复。凡百兼证，胥如云过天空，波平浪静，正不必分条辨证，游骑无归。篡集经旬，缮成三卷。准今酌古，似尚能识得机宜，裨益实用。持论务求其平，固以“斠诠”为名，贻诸同好。但期为病者得有切近之治验，是于民命不为小补，或亦贤于无所用心者欤！

中华纪元丁巳十月嘉定张寿颐山雷甫自序于沪北寓斋

序中所述陈如深之治验，其病在丙辰七月，初觉髀躯不利，不半日而两足掣痛，并及右手。余至诊视，已第三日，则四体俱僵，仰卧不可一动。引手察脉，即大痛呼号，惨于刀刃。其脉弦大有力，虽不甚洪数，而指下浑浊模糊，舌苔又满白垢腻，已知是痰壅气升之病。惟肢节痛楚，颇似风、寒、湿邪三气杂至之痹证，语言尚是清楚，而有时已觉謇涩。因询其颊车是否如常，则曰自今日起已渐渐牵强。遂直断为肝火不藏，气血挟痰上冲激脑，震动神经之病。是以病发猝暴，忽然而至。惟时大府三日不行，有欲解而不得解之意。盖升多降少，地道不通，而气血上菀，神经为病，未有已也。因以清肝潜降，泄热涤痰，疏通大府为剂。方用羚角尖（水磨冲服）五分，生石决明、生牡蛎、紫贝齿各一两，生玳瑁、青龙齿、生磁石各六钱（皆先煎）陈胆星、天竺黄、仙露半夏、生白芍、莱菔子各三钱，石菖蒲根、盐水桔红各一钱，礞石滚痰丸五钱（布包煎，另用淡竹沥三两）加生姜汁三五滴，分三四次温服。甫尝一剂，是夜即掣痛大定，自起如厕，二便畅行。明日复诊，即安坐床，头屈伸自若。此是肢体大病，初亦不敢必期果有捷效，而竟能应手成功者，则神经为病，动则俱动，静则俱静。足征伯龙所论，确是此病一定不易之真情。设或误认痛痹，投以疏风宣络，行经发散之剂，岂不气火愈浮，助其激动，为害又当何如？迨今岁八月，陈君又忽患髀关牵强，其时适发过疟疾二次，误谓外感未清，自服桂枝、柴胡、羌活、川芎等各三四分一服，遂四肢大痛，不可转侧，牙关紧闭，舌短不伸，神志欲昏，殆将痉厥。乃悟及丙辰旧恙，飞函相邀，而又自服潜镇化痰之法，比及余至，则牙关已舒，手足已运，神清言楚，掣痛胥蠲，诸危证皆已锐减。则辛温通络之害，及潜阳摄纳之功，两两相形，尤其显著。惟脉来浑浊，舌苔垢腻，与前年无异。仍授潜镇化痰，调治浃旬，任事如故。此君两度僵卧，见者无不以为势且瘫废，而幸能投剂速效者，是伯龙氏发明治法之第一实验。盖自有此病以来，固鲜有如此如鼓应桴者，始知从前病家之误于古方者，当必不少，至今日而始知是病之未尝不可治，则其他病理之未经阐明者，殆难悉数。寿颐因之而尤为兢兢焉！〔批：不以新发明而自负，转以得实验而自知不足，似此虚怀若谷，非大有学问者，安肯道只字！然欲求真实学问，亦必须如此存心，乃能工夫日进，使习医者皆能学到吾师之虚心，则国学昌明，正未有艾！愿同道者共书，诸绅复何患国医之江河日下，而为治新学者所诟病耶？祖培附识。〕此病以西学家有血冲脑经之说，而伯龙因以悟及《素问》“气血并走于上”之一节，寿颐更以悟及“血菀于上”之一节，今得亲自经验，而确信经文二节，果为是病而设。然《素问》一书，凡在医家，何人不读？读之而不得其意，则姑且付诸阙疑，不求甚解，此亦读古书者无可奈何之事。寿颐以有此实验，而始敢谓能读《素问》之二节，始敢谓能治是病，则《素问》之不能读者何限？而民病之不能治者亦复何限？于是可知上古之医理为不可及。而汉唐以下之议论，有未可恃者。呜呼！医岂易言哉！世有好学深思之士，能于临证之际，时时细心体验，使病理渐渐昌明，可以与人共喻，庶乎吾邦医学，始有进步可言。若仅能人云亦云，随声附和，抑末矣！

己未九月寿颐又记

点句非古也。然以清眉目，便读者，则句逗自不可少。凡书中窾要，正如画龙点睛，尤宜揭出，以求醒目。迩来多用此法，自有深意。山师是编，既为洛钧先生点勘一遍，更加眉评，甚是爽心豁目。惟序言二篇，尚无点句，祖培从吾师遊有年，于吾师心法差能领略一二。谨为句读，并书见拙借注于眉，当亦为同嗜者所许可也。

受业曹祖培谨注

《中风斠诠》后序

医之为学，有二要焉，曰理论，曰治验。理论者，所以探讨病机之原委；治验者，所以昭示用药之准绳。有治验而理论不足以申明之，则本末未详，尚是偶然之倖中；有理论而治验不足以证实之，则空言无用，徒贻向壁之讥评。吾国医书，多以理论见长，充其弊也。甚至竞骋辞锋，而恍惚杳冥，难征实效。然亘古以来，病机之愈阐愈详，而得收效果者，亦正不少，则理论尤为治验所自出者也。西医之主张，在新发明而不在学古训，故其言曰：无学问之经验，优于无经验之学问。是重于知新，轻于温古之明证。为是说者，盖亦有鉴于中医之空论太多，为徒读父书，食古不化者痛下针砭，未始非实事求是之一道。然仅凭经验，而学问不足以济之，则经验必有时而穷。而所得之经验，又何以说明理由，与人共喻？且彼之所恃以为经验者，器具精良，解剖细密，可谓尽验病之能事，而试为研究其治疗之实效，则果有新发明者，未始不所向有功，无投不利。若其普通治法，则孰得孰失，亦正与中医之人云亦云者，未易轩轾，且有时明明验得实在之病状，而理论不足以畅发之，则亦不能洞烛病机，而所治亦未必遽效。惟以国医理法，为之曲曲证明，而始知其剖验之不诬。则彼之经验，有赖吾之学问以引伸之，而后相得益彰，如响斯应。此吾师张山雷先生《中风斠诠》一编，实由学问中生经验，而能以理论申明其治效者也。原夫昏瞀猝仆之病名中风，本是汉唐以后之通称，而证之古书，则《素问》中有是病，无是名。知《金匮》以下之皆作外风治疗者，初非上古医学之正轨。吾师据此以正汉唐诸家之误，是理论之最透辟而确然无疑者。近之西国医家，验得血冲脑经为病，而知其然，不能知其所以然。遂觉血何由冲，脑何由病，皆在含糊疑似之间，莫能探索其真相。迨张伯龙以调经论之气血并走于上释之，而其理始明。吾师又以生气通天论之"血菀于上"证之，而其情更著，则新学家徒恃乎无学问之经验者，固不如更以学问佐之。而经验乃信而有征，于此始悟内风上扰之病，《素问》中言之最详，"巅疾"二字，已是习见。王启玄且注为在巅之疾，不啻言明其脑之受病，而气上不下，上实下虚诸条，岂不与彼冲脑之说同符合撰。惜乎读者不察，误入迷途，致令自汉以下，以讹传讹者，垂二千年。而金元名贤，如河间、丹溪诸公，能知病由内动，为火为痰，而终不敢直揭汉唐治法之误者，皆为《金匮》"寒虚相搏，邪在皮肤"一节，印定眼光，竟为仲景成法，神圣不可侵犯。今者是编出而始拨重雾以见青天，真是二千年来未有之大彻大悟。但是发明最精，而翻案亦最大，必启俗学之疑。吾师之所以不惮辞烦，反复申论者，其意亦正在此。然窃恐固执之人，读此而犹舌挢不能下也。要知真理论，真治验，非理想家空言涂附者所可等视，是医学中之最上乘。天下之大，必有知音，此则祖培之所敢断言者。请申一说为读者告，曰是编理论，至详至审，果能于精密处细心寻绎，则举一反三，临证时必多适用，正不仅昏瞀猝仆者之唯一捷诀也。爰拜手而书其后。

时民国九年岁在庚申孟陬月受业松江曹祖培伯蘅谨识

卷之一　中风总论

第一节　论风之为病以外因内因为两大纲

风者，大块之噫气也。大之而云物晦明，阴霾晴霁，无一非此大气之鼓荡；小之而幼息孳乳，草木繁滋，又皆恃此空气为涵濡。吾人生于气交之中，呼吸吐纳，固息息相依为命，尤为须臾不可离者焉！然在天之风，其和煦也，则为生长百物之母；其肃杀也，即为摧残万有之机。而斯人之呼吸长空，赖以生活者，得其和气，则吐故吸新，百骸滋长。而感其戾气，即千变万状，疾病丛生。读《素问》《甲乙经》《病源》《千金》等书，于风病言之其详。叙述病变，亦极繁赜。大率自外感受者，由浅入深，自经络而腑脏，幻化百端，不可思议。古所谓善行而数变者，其故可思也。此外因之风邪，为害固已甚厉。凡古人祛风方药，恒主疏邪解表者，诚以外感为病，仍须治之于外，泄而散之，此外因证治之一大纲也。〔批：外因之风，无不由渐而来，非内风之猝然暴动，一发即重者可比。〕而人之生也，禀五行之气化以迭为消长，则脏腑中自有此涵煦不息之机，以运用其津液气血，而充溢肢体，敷布形骸。古所谓风气通于肝者，则非天空中鼓荡之外风也。其为病也，五脏之性肝为暴，肝木横逆，则风自生；五志之极皆生火，火焰升腾，则风亦动。推之而阴虚于下，阳浮于上，则风以虚而暗煽；津伤液耗，营血不充，则风以燥而猖狂，所以病至末传，阴液云亡，阳浮飞越，恒有虚风陡动，而一蹶不可复振者。是人有此生，竟是与风相为终始。大率自内而发者，由静生动，则猝然震撼，波谲云诡，一往无前，古所谓风为百病之长者，殆即指此。此内因之风火，恣肆又最难驯。凡古人息风良法，必以潜阳镇定者，诚以内因为病，务必治之于内，安而宅之，此内因证治之又一大纲也。斯二因者，渊源既别，见证亦自不同，而治疗斯各有主义。〔批：内风为病，其源不一，见证本各不同，治法亦各有主义，惟潜阳息风之品，必不可缺。〕假使病是外因而不为疏泄，则坐令深入，譬由开门揖盗，宁不入室升堂，倾筐倒箧？病是内因而妄与发散，则狂飚益肆，譬犹红炉鼓扇，宁不摧枯拉朽，栋折榱崩？此则谈医者所必明辨于机先，而不能混淆不清，指鹿为马者。故古之中风，多是内因，治必潜降镇摄者，所以靖内动之风阳也。诚能判别此外内二因之来源去委，则于古今中风证治，思过半矣！

第二节　论中风之病汉唐治法皆是外因，金元辨证乃识内因

中风病名，导源《素问》，见于《难经》及仲景之

《伤寒论》《金匮要略》，衍于《甲乙经》，并下逮隋唐，则《巢氏病源》，孙氏《千金》，王氏《外台》，分析各证，言之尤详。而治疗方药，亦最明备，此皆治国医者所谓百世不迁之大宗也。似乎后之学者，欲求中风证治之纲领，必当守此数家之言，奉为圭臬，而可以探骊得珠，生死肉骨矣！抑知言非一端，义各有当，古人立论，各道其道，有不可不分而观之者乎！夫《难经》所谓伤寒有五，之一曰中风，及仲景《伤寒论》所谓太阳中风之桂枝汤证，故明明外感初步之风寒也。病在皮毛未尝深入，则与猝然昏仆之中风，迥不相侔。是必异病同名，不可相提并论。此其义固人人能知之，而能言之，不意《千金》《外台》之治猝中风欲死，身体缓急，口目不正，舌强不能语，奄奄忽忽，神情闷乱者，首推小续命汤一方，仍是仲景之麻桂二方加味，则可知彼时之所谓中风，虽其证与仲景之太阳中风不同，而制方之意，固以为即是太阳病之外感风寒，所以用药同此一辙。是盖古人所见身体缓急，口目不正，舌强不语之猝然中风，必有外寒见证，则仍与仲景之所谓太阳中风无甚差池。所以金元以来，每谓中风中经络者，外有六经形证，通以小续命汤加减主治。张洁古氏且有桂枝续命、麻黄续命等六经加减，号为定法，岂非从风邪在表着想，是又与《伤寒论》六经皆有中风之意同一理论。更证以《外台秘要》中风一门，首列深师之桂枝汤、麻黄汤。所治之证，所用之药，皆与《伤寒论》之太阳中风吻合。益可知六朝隋唐之所谓中风，未尝不与《难经》《伤寒论》之所谓中风，同符合撰。然必非近今所见眩晕暴仆，痰涎上涌，神志昏迷之中风可断言也！〔批：论续命诸方为附会《伤寒论》太阳中风而作，语虽新奇，却有至理。再申之以方中所用诸药，何以能治身体缓急，口目不正，舌强不语诸病，则虽有仪秦之辩，亦必不能为切当之解说。可见古人制方之时，本在云里雾中，今既大放光明，则似此乱杂无章之古方，必不可复存，以淆惑学者视听，作者能推测古人制方之意，宛如身历其境，真是传神之笔。〕寿颐按：《千金》《外台》小续命汤所谓治猝中风欲死，身体缓急，口目不正，舌强不能语，奄奄忽忽，神情闷乱等证，其实已无一非内风暴动，气血上菀，激动扰脑，神经失其功用之病，何尝有外来之风邪？且何尝有太阳见证？而制此方者，乃比附于《伤寒论》之太阳中风，合用麻桂二方加味，本不可解。盖制方者知身体缓急，口目不正，舌强不语等证之名为中风，而又见《伤寒论》有太阳中风之明文，遂误认此之中风即彼之中风，因而依门傍壁，竟用太阳成例，制成此怪不可识之方。试问身体缓急，口目不正诸证，何者有合于麻黄、桂枝之功用？而小续命汤诸味，又何者是身体缓急，口目不正，舌强不语等对证之药？此皆百思而不得其解者。乃方下主治，且谓诸风服之皆验，而后人皆称小续命汤为中风之第一要方，终是莫名其妙。兹以其既用太阳之药，姑以为必有太阳证耳。究之身体缓急，口目不正，舌强不语之中风，必非仲景之所谓太阳中风，此则阅我此书者所当注意。若《素问》《甲乙经》之所谓中风，亦皆外感之风邪，大率由浅入深，由渐驯剧，未尝有昏仆倾跌，痰塞神迷之证。盖外风袭入肢体，为患虽各不同，而皆自表及里，循次传变，亦与忽然暴仆，昏愦无知之中风，见证绝异。此惟景岳张氏曾言《内经》诸风皆指外邪立论，与神魂昏愦，猝仆痰塞之中风不同，而其他名贤之论中风者，无不以古证今，混而一之矣！寿颐按：景岳创非风之论，立名未免不正，然能分别外风内风见证不同，复申言古人之治中风，皆主外风，其论最为清澈，能使后学从此辨证论治，与他书之不分内外二因者，大有上下床之别。惜其生平惯于温补，亦复以腻补温肾之法，主治内风，则亦无效。若今之《金匮》，既名要略，中风一篇，寥寥数节，文义且多不贯串，则是断简残编，未能明瞭。寿颐按：《金匮要略》之中风，竟以内风暴动之不遂不仁，昏愦吐涎等证，指为风邪之在经在络，入腑入脏，而后之《千金》《外台》，乃无不以祛风散寒之药，治昏愦猝仆之内风，是外因内因之混合不清，即由《金匮》开其端，最是疑窦。后有专论详辨之。至《巢氏病源》，则分析各证，言之甚详。而《千金》《外台》中风之方，竟成巨帙，然统观此三书之论证用药，几无一不从外风立法。凡是喎僻不遂，痿痹不仁，瘫痪不用等证，皆以为邪风之外袭，即主神情瞀乱，昏不识人，痰壅涎流，舌强不语之候。近人所审知为内动之风者，在古人亦必以为外风之入腑入脏，则用药惟有散风泄表之一途，麻、桂、羌、防，千方一律，且皆为寒风设法，则解表之剂，必主辛温，姜、桂、椒、辛、天雄、乌、附，俯拾皆是。虽其间亦时有芩、连、石膏寒凉之品，而恒与温中解表并辔以驰，是皆古人主治中风之定法，固无不以为外因之寒风也。寿颐按:《千金》《外台》中风之方，亦间有凉润清热之剂。而如徐嗣伯、许仁则之方论，且发明内热生风之旨，实为河间、丹溪之先导，似不可谓古人皆主温中解表一法。但古方中凉润清热之法，终是无多，兹以其大概言之，固辛温者十之八九也。其徐嗣伯、许仁则之方论，见第三卷《古方平议》篇。〔批：徐、许二家之论中风，独能知是内热生风，乃唐以前之绝无仅有者，然即此已可见古人之病，亦犹是今人之病也。〕逮乎金元以降，始有悟于昏愦猝仆之中风，病形脉证，确与外感风邪不类。乃渐变其论调而注重于内因。河间主火，东垣主气，丹溪主痰，持论虽各不同，而同以为病由内发，则与唐以前之皆指为外风者，所见大异。而古人通行之大、小续命汤等泄散风邪之法，必与内因之证枘凿不入，势必不可复用。然河间之论中风，既知为将息失宜，心火暴盛，固谓内动之风火也。而其论治则又曰中风既为热盛，治之者或用乌、附等类之热药，欲令药气开通经络，使气血宣行而无壅滞，则又未脱古人专治寒风之窠臼矣！〔批：河间既知内热生风，而反故意取古人热药斡旋，大不可训。〕东垣之论中风，既知非外来之风邪，而为本气之自病，固为内因之虚风也，乃治法又用洁古老人《保命集》旧说，〔批：《保命集》分此三纲，虽曰为外来之风病设法，然其时所谓中风之病，已无“非内动之风，则三纲之分，全是梦中说梦，所以续命、愈风等方，皆是有害无利。不意东垣已说明内动之风，而仍教人用此祛风温燥之药，更是可怪！〕谓中血脉者，外有六经形证，则以小续命汤加减治之，中府者，内有便溺阻隔，则以三化汤等通利之。外无六经形证，内无便溺阻隔，宜大秦艽汤、羌活愈风汤主之。则又用外感寒风之套药矣。（坊刻《保命集》，多作刘河间著，且列于《河间六书》中，以刘名完素、张名元素而误也。《四库提要》已改正之，今称洁古，昭其实也。是以此数家之说，虽恒为近世医书援引，而宗其法者，治亦无效。明之薛立斋，亦以内因立论，则倡伪真水竭真火虚之说，遂开赵养葵专用六味、八味之陋。景岳张氏又约之以“内伤颓败”四字。持论既笼统不切，而用药又偏于腻补，则皆蛮钝不灵，终无效果。惟皆从内风自煽着想，一洗古人辛散疏泄之习，或为彼善于此。然当风火披猖，挟痰上涌之时，而遽欲顾其根本之虚，滋补浊腻，适以助痰为虐，奚能有济？独有缪氏仲淳，谓真阴亏而内热生风，猝然僵仆，初宜清热顺气开痰，继则培本，分作两层治法，乃有次序可言。则视薛、赵、景岳辈，独能言明且清。〔批：古人之论内风，治法必以仲淳此说为第一明白，今更加以“潜镇”二字，则完璧矣。〕近来西国医家，谓此猝然昏仆之病，乃血冲脑经，失其功用，在彼以剖验得之，据称死于此病者，脑中必有死血或积水，则血冲入脑，固无疑义。惟血在络中，何故而直上冲脑？则亦未闻有精确之发明，因而亦无捷效之治验。光绪中叶，蓬莱张伯龙著有《雪雅堂医案》，其论内风昏仆，谓是阴虚阳扰，水不涵肝，木旺生风，而气升、火升、痰升，冲激脑经所致。是以倾刻瞀乱，神志迷蒙，或失知觉，或失运动，皆脑神经为之震扰，而失其功用之病。西医谓之血冲脑者，正与《素问·调经论》所谓“血之与气，并走于上，则为大厥”之旨吻合。〔批：此是二千年来破天荒之第一名论。〕寿颐谓亦即生气通天论所谓血菀于上，使人薄厥之意。（菀，读为郁，《诗·彼都人士》：“我心菀结”。笺：“犹结也，积也”。薄，读为迫。《左传》：“薄诸河”；“楚师薄于险”。皆逼迫之意。《小尔雅·广言》：“薄，迫也。”）其治法则惟以潜阳摄纳为主，镇定其上升之势，使血于气不走于上，则厥可定而脑神经之功用可复。无论昏愦暴仆，痰壅气促，㖞斜不遂，瘫痪不仁，舌强不语，痿躄掣痛等证，猝然而起者，皆可猝然而安。此则阐发内风暴动证治，实能勘透渊源，精当确切，如拨云雾而见青天。竟是《素问》以后，无人知此病情，至今而是病始有疗治正法，开后学觉悟之门，至理名言，有如皎日。寿颐屡宗此旨，以治痰壅倾仆，神志迷惘者而效。以治肢体刺痛，手足不随者而又效。乃知伯龙此论，最是实地经验，迥非前人之空言涂附者所能同日而语。得此而从古百家方论皆可废，虽谓伯龙为内风暴仆之开山祖师可也！〔批：能以实在治验为证，方与空言之理想家显分畛域。〕抑寿颐因之而重有感焉？《素问》之言中风，非不明晰，然皆外因之病；景岳所谓风邪中人，本皆表证，《内经》诸风，皆指外邪，故无神魂昏愦，痰壅僵仆，瘫痪抽搐等证，已是读书得间，信而有征。若内因之昏愦猝仆者，《素问》自有大厥、薄厥等条，而并不谓之中风。在古人各明一义，辨别如分水之犀，本不虑后人之误认。不谓《甲乙经》以击仆偏枯猝然暴死，指为偏中邪风。而《金匮》之中风篇，又以㖞僻不遂，身重不仁，昏不识人，舌强吐涎，指为贼邪之在经在络，入腑入脏。于是内风暴动之病，皆指为外感之邪风，乱《素问》之例，而内因、外因之风，乃浑熔于一炉之中，纠缠不清，莫衷一是，不得不谓《甲乙经》《金匮》之误。〔批：此是内风之病误认外风之始作俑者，读者必须认清，方不为古人所愚。〕而后则《巢氏病源》，亦以内因诸证作外因说解。《千金》《外台》诸方，亦惟以解表祛风之法，通治内风诸证，相沿成习，铁铸六州之错者，将二千年。至景岳而始毅然决然亟为辨别，真知灼见，已是不可几及，其论“非风”一篇，亦知是《素问》之厥。即此昏愦猝仆之病，又隐隐悟到大厥、薄厥之旨。盖景岳有《类经》之作，其于《内经》用力最深，故能有此神悟。独惜其误以“非风”一名，反觉言之不顺，然独能识得今之中风，可拟《素问》之厥所见最是有真，而不闻更有人能助之阐发一言者，此则古书之真不易读。而亦可见潜心体会，善读古书者之难其选也。若西人血冲脑之说，在彼以实验而有此发明，初不与吾国古书互为印证，不意《素问》有大厥、薄厥两节，久已明言于周秦之间，即此可征吾邦旧学，自有精凿之至理。且可知医为实用之学，自必有征实之证据。虽中西两家学术，渊源绝不相同，而果有实在之发明，终必同归一致。〔批：得此两节，可证吾国医学在上古之世，最是戛戛独造，惜乎周秦以降，久已失传，而汉魏六朝诸书，都不免空言涂附，此惟《素问》一编，秦火以前旧说，犹有存者，诚非汉唐名贤所可几及者矣！〕盖疾病本是实事，陆九芝所谓一个病，只有一条理，断不容各道其道，彼此歧异，更不能空谈理想，幻说欺人。世固有诮吾国医学之徒以理论见长，而无当于事实者，试令寻绎此大厥、薄厥之旨，当可恍然于理论果为事实之母矣！惜乎晚近学者，目光不远，不能早悟及此，致令内风暴动之病，久称难治。而今而后，凡有气升痰升，昏眩猝仆之证，不独汉唐家法，温燥升散之助桀为虐者，必不可误读古书，反以偾事，即河间、东垣、丹溪、景岳、仲淳诸大家，虽若各明一义，不无可取。然以视今日之大放光明，则皆瞠乎后矣！

第三节　论昏瞀猝仆之中风无一非内因之风

昏瞀猝仆，痰壅涎流，而语言蹇濇，瘫痪不仁，此举世所共知为中风之病也。惟考之《素问》，则凡此诸证，皆未常谓之中风。盖《素问》之所谓中风者，只是风邪袭表，病在肌腠经络，本无俄顷之间，即已蒙蔽性灵，汩没神志，而遽致倾跌僵仆，不动不言之理。〔批：《素问》之所谓中风，本无昏瞀猝仆之证，读者最宜注意。〕寿颐按：《素问》之明言中风者，本不多见，惟脉要精微论曰：中恶风者，阳气受也，则明言其人阳气不充而始受病。可知其所谓恶风者，必为肃杀之寒风，此古人治中风，所以必用麻、桂、羌、防、姜、辛、乌、附，大、小续命汤等温经散寒之剂也。又通评虚实论曰：不从内、外中风之病，故瘦留着也。则谓风邪留著经络肌肉为病，故其人消瘦，是即风痺之证，亦因于外受风邪也。又风论有饮酒中风，入房汗出中风，新沐中风数条，无一非外感之风，皆可断言，而未尝有一条内动之风阳，名之为中风者。〔批：《素问》本不以内风为中风，则今之所谓中风，必不能援引《素问》之中风为据。〕所以《甲乙经》《巢氏病源》《千金》《外台》诸书所论中风，皆是外感之风，而并不兼及肝阳自动之内风一层，固皆本之于《素问》者也。若《素问》所论内风自动，眩晕昏仆之病，则通评虚实论所谓仆击偏枯，肥贵人则高梁之疾也。〔批：《素问》此条最宜认定，然后方知后世各家，竟是无一不误。〕寿颐按：高梁读为膏粱。以富贵家肥甘太过，酿痰蕴湿，积热生风，致为暴仆偏枯，猝然而发，如有物击之使仆者，故曰仆击。而特著其病源，名以高梁之疾，明言其人声色嗜好，甘脆肥浓，壅塞胃肠，戕贼元气，病本内因，何等显著！此《素问》所谓昏仆偏枯之正义也。何以《金匮》竟以㖞僻，不遂不仁，难言不识人等，谓之贼邪。而《甲乙经》亦有“偏中邪风，击仆偏枯”二句，明明与《素问》背道而驰，是不可不据《素问》，以正《金匮》《甲乙经》之误。五脏生成篇所谓徇蒙招尤，目冥耳聋，过在足少阳、厥阴，甚则入肝也。寿颐按：“徇蒙招尤”一句，甚属费解，注家多拘泥本义本字，如涂涂附，皆不可通。要知古书最多假借字，汉人注经，改读为某，是一大例。重字音不重字形，凡音近音转之字，多可借读。《素问》尚是先秦遗书，假借字及古字古义不少，读者不可不知此例。此节谓徇蒙招尤，目冥耳聋，病在足少阳、厥阴二经，明是肝胆火升，内风煽动，眩晕昏瞀之候。则“徇’’字当读为“眴”，实即借为眩字；“蒙”字本有冒义，古多通用。惟眩冒之冒，本是蒙昧不明之义，已借冒为蒙，则“徇蒙”可读为“眩冒”，亦可读为“眩蒙”。“招尤”则读为“招摇”，实即掉摇。招之为掉，尤之为摇，皆一声之转，且本是形容之词，但当通之以意，而不能墨守本字正义者。凡古书中双声叠韵之形容字，多无一定字形，是其例也。质而言之，即五常政大论之所谓掉眩巅疾耳。俞荫甫《读书余录》，亦谓此节之“徇蒙”，当读为“眩矇”，可证经生家已有先我而言之者矣！〔批：此节引证《素问》内风各条，而一一说明其病状，殊觉古人之为《素问》作注者，皆未必有此明白。然一经说出，又皆浅显易知，绝无穿凿附会之弊，所谓至理自在人间，会心人固不必求之深远也。〕玉机真藏论所谓春脉如弦，其气来实而强，此为太过，则令人善忘，忽忽眩冒而巅疾也。寿颐按：善忘，当依宋校正改作“善怒”，此传写之误。巅疾，今本《甲乙经》《脉经》皆作“癫疾”。同字，脉要精微论“厥成为巅疾”。王注：厥，谓气逆也，气逆上而不已，则变为上巅之疾。颐谓《素问》“巅疾”二字，数见不鲜，名以巅疾，则病在巅顶，已极明显。〔批：顶巅之病，岂非即是脑病，古人久已言之，何等明白晓畅。〕至启玄而注以上巅之疾。王氏尚能知是巅顶为病，此皆古人之明以诏我者，正不待近今西学东渐，而始知其病在于脑，特古人未为揭出脑之一字耳。考“巅”字，古只作“颠”。后人凡属病名，多加疒旁，乃变颠作瘨。今本《说文》：“瘨，病也”。似许叔重初未明言何者之病。然按《说文》条例，凡名物训诂，皆于篆文之下，复作某字以为说解。如草部苋字篆文之下，说解曰：“苋菜也”。金坛段大令注：“谓菜上苋字，乃复写隶字，删之仅存者”。寻《说文》之例，云葵菜、薇菜、苋菜以释篆文，篆者字形，葵菜、薇菜、苋菜是字义。如水部篆文河字是字形，说解河水也是字义，概以为复字而删之，此不学之过云云。此节段氏注文，略有删润。寿颐按：《说文》草部，凡某草也，某菜也，许君原文，本皆于篆文之下作三字句，以为篆文说解。又水部江篆、河篆之下，段谓许君原文，亦当是江水也、河水也三字为句。所以解说江篆为大江之江，河篆为黄河之河。今本只存一水字，乃浅人传抄，误以为与篆文复叠而妄删之，是以段注《说文》于水部悉已补出某水。寿颐谓茂堂此说，最得叔重氏真意，若如今本《说文》葵下、薇下皆曰菜也，一似为菜之总称。而江下、河下只一水字，岂不令叔重解字本旨，猝不可通，此浅人之妄，最误后学。又如参篆说解，本是参商星也，乃解此参字，为参商之参。叔重岂不知“参商”二字，同为星名，今本亦删去参字，则以“商星也”三字作参字说解，乃似参即商星，遂成笑话。浅者不知，竟有讥许氏为误者，更是令人喷饭。有清一代注《说文》者，多有谓此类解字原文，当连篆书读之，不佞以为非是。盖《说文》原本，瘨宅之下，本作瘨病也。三字为句，即指颠顶之病。《广雅·释诂》则曰：“瘨，狂也。”《玉篇》：“瘨，狂也”。又瘨，小儿瘨病。至《广韵》始有癫字，为瘨字之重文。注曰上同。是颠瘨、颠狂诸病，古人命名，本取顶颠之义。吾国古时，当无不知是脑之为病，脉弦实强，则肝气横逆莫制，故为善怒，为眩晕，为昏冒。阳气上浮，直达颠顶，谓非脑神经之病而何？生气通天论所谓“阳气者，烦劳则张，精绝，辟积于夏，使人煎厥，目盲不可以视，耳闭不可以听，溃溃乎若坏都，汩汩乎不可止也。”（寿颐按：“煎厥”二字不可解，然谓人之阳气，以烦劳而其势愈张，明是阳升之病，更遇夏令阳盛之时，则阳气辟积，发而为厥，盖与调经论之大厥相近。辟积者，复叠重累之义，其字亦作“襞积”，见司马相如“子虚赋”。如今女子之裙摺裥者是。《论语·乡党》“惟裳”。朱注谓腰有辟积，而旁无杀缝是也。目盲不可视，耳闭不可听，则即五脏生成篇之所谓徇蒙招尤，目冥耳聋，已是天旋地转，日月无光之候。更申之以愦愦乎，汩汩乎二句，无非形容其昏然无识，莫名所苦之状。谓非肝阳暴动，眩晕昏瞀，猝厥猝仆之病而何？〔批：描摹病态，是绘影绘声笔法，读此而犹不能明白了解者，天下必无是人。〕独惜古今注家，未悟此意，说得迷离恍惚，反以疑误后人，而《素问》之正义，遂不可晓。脉解篇又有善怒者，名曰煎厥一条。盖怒则气火俱升，因而暴厥，其病状亦犹是也。）又谓：“阳气者，大怒则气绝，而血菀于上，使人薄厥也。”调经论所谓“血之于气，并走于上，则为大厥，厥则暴死，气复反则生，不反则死也。”寿颐按：内风陡动之病，习医者能知为肝阳上扰，已是高明之家，终不能知是气火俱浮，迫血上涌，直伤脑经之病。乍闻西医血冲脑经四字，方且摇首咋舌，群相骇怪，更莫测其病理之何似。抑知《素问》有薄厥、大厥二条，固已明言其血菀于上，气血并走于上，盖亦与新学家之所谓血冲脑经，同一明白，而读者皆不觉悟，则为注家说得模糊，引入魔道，遂令古人精义，几于泯没不传，可为叹息。然今既证明此薄厥、大厥，即是内风昏瞀之病，更可知上古医理，至精至确，非汉唐以降，所能望见项背者矣！脉要精微论所谓厥成为巅疾也。又谓浮而散者为眴仆也。寿颐按：此《素问》明言厥为颠顶之疾。一句道破，真与西学所谓血冲脑经，同符合撰。惟其气火大浮，有升无降，故于脉应之。且浮且散，当为眩晕昏仆之病。《甲乙经》六卷阴阳清浊顺治逆乱大论篇亦谓乱于头，则为厥逆头痛眩仆。今本《甲乙经》头痛下有校语四字曰：“一作头重”，义与《素问·脉要精微论》同，皆明言眩仆之病在于头者。至真要大论所谓诸风掉眩，皆属于肝；诸暴强直，皆属于风；诸热瞀瘛，皆属于火也。寿颐按：此《素问》明言眩晕强直，昏瞀瘛疭诸病之属于肝火、肝风者。阴阳应象大论所谓在天为风，在地为木，在脏为肝也。又谓风气通于肝也。寿颐按：此节风字，虽似言外因之风，然在天为风，而人之肝脏应之，则可知肝之自能生风，非专指外来之风矣。五常政大论所谓发生之纪，其动掉眩巅疾也。〔批：《素问》“巅疾”二字，数见不鲜，可知掉眩目冥等病，古人皆知其病在于脑，则西人血冲脑经之说，虽是新发明，亦何尝非吾邦旧学。〕又谓厥阴司天，风气下临，目转耳鸣也。六元正纪大论所谓太阳之政，壬辰、壬戌，其病掉眩目冥也。少阳之政，壬寅、壬申，其病掉眩也。寿颐按：发生之纪，乃木运之太过，厥阴司天，则风木之旺时，壬年即木运太过，所以有掉眩巅疾，目转耳鸣等病。此皆脏气之应乎天气，而内风自动者也。又谓厥阴司天，三之气，民病耳鸣掉眩也。木郁之发，耳鸣眩转，目不识人，善暴僵仆也。火郁之发，瞀闷懊侬，善暴死也。少阳司天，三之气，病昏愦也。少阳所至，为瞀昧暴病，为瞤瘛暴死也。寿颐按：瞀昧瞀闷，皆昏愦迷乱，神识不清之貌。瞤，谓口眼之瞤动；瘛，谓肢体之瘛疭。此皆厥阴风木及君相二火之气用事，而为掉眩僵仆，昏瞀懊侬，瞤瘛暴死等病，是亦脏气之应乎天气，而为风病、火病者也。脉解篇谓太阳所至，甚则狂巅疾者，阳尽在上，而阴气从下，下虚上实，故巅疾也。寿颐按：此节之所谓太阳，言其阳气极盛，升浮于上，故曰阳尽在上，正是气升火升，迫血冲脑之候。“下虚上实”四字，何等明白，与十二经络之太阳经无涉。然启玄作注，竟以脉上额交巅，妄为附会，遂令后之学者，不知古人真旨，可为叹息。惟经文阴气从下一句，殊不可解，当有讹误。厥论所谓：巨阳之厥，发为眴仆；阳明之厥，则巅疾欲走呼也。寿颐按：此巨阳、阳明，亦当以阳气甚盛言之。惟其阳盛于上，巅顶受病，故或为狂悖而走呼，或为昏愦而眩仆，皆即气血冲脑之病，必非太阳之经，阳明之经，亦犹平人气象论之太阳脉至，阳明脉至；至真要大论之太阳之至，阳明之至。皆以时令阴阳言之，皆与太阳、阳明经络毫不相涉。《难经·七难》冬至之后，得甲子，少阳王，复得甲子，阳明王，复得甲子，太阳王。言阳气之旺，与时渐进，尤其明证，此何可以经络之太少阴阳，妄为比附。虽厥论此节，下文又有以经取之一句，颇似主经络而言，要之与眩仆昏狂之旨，不能符合，恐是浅人有所窜入。若王氏之注，专以经脉作解，则启玄固惯于望文生义者，不足征也。宣明五气篇所谓搏阳则为巅疾也。寿颐按：搏阳亦阳盛之意。方盛衰论所谓有余者厥，一上不下也。又谓气上不下，头痛巅疾也。寿颐按：气盛于上，上实下虚，故曰有余。一上不下，气上不下，言之尤显。著至教论所谓太阳者，至阳也。病起疾风，至如礔砺，九窍皆塞，阳气滂溢，干嗌喉塞也。寿颐按：礔砺，今作霹雳。此节文义，不甚条达，其大旨则谓太阳是阳气之至盛，所以病发猝暴，迅如霹雳，以致九窍皆塞，嗌干喉塞。盖与煎厥、薄厥、大厥等病情大致相似，则亦猝然昏瞀之中风也。著至教论又谓三阳莫当，请闻其解。曰：三阳独至者，是三阳并至，并至如风雨，上为巅疾，亦以三阳作太阳解。阳气太盛，而如暴风急雨之骤至，皆所以形容猝然发作之病态，可知古人之所谓巅疾者，其状如是，谓非暴仆昏愦之类中而何？凡此诸条，皆是肝胆火升，浮阳陡动，扰乱脑之神经，或为暴仆，或为偏枯，或为眩晕昏厥，或为目冥耳聋，或更瞤动瘛疭，强直暴死，诸般病状，俱已历历如绘。此皆近世之所谓中风病也。然在《素问》，何尝名以中风，可见《素问》之所谓中风者，皆是外风，其证固不若是，惟古人文字简洁，于此诸条，未尝明示以此即内风陡动之病。而《甲乙经》遂有偏中邪风，击仆偏枯之语。乃以内风之病，误认外风。寿颐按：此条见《甲乙经·八正八虚八风大论篇》，全篇文义，甚是庞杂，本不可信。辨见后文第五节。惟《甲乙经》此文，亦见《灵枢·九宫八风篇》。近世医家，每谓《灵枢》《素问》即《汉书艺文志》之《黄帝内经》十八篇。其实《素问》之书最古，仲景《伤寒论》序引及之，可信为汉世所传之旧。若以《灵枢》为《黄帝内经》，则其说创于唐之王冰，而以前未见有《灵枢》之名。宋·晁公武《读书志》已谓好事者于皇甫谧所集《内经·仓公论》中抄出之，名为古书。〔批:《灵枢》是王冰从《甲乙经》中抄集成书,《四库提要》考证甚详。而今人犹谓是轩岐真本，未免食古不化。〕寿颐谓：王冰之《素问注》中，始引《灵枢》，是《灵枢》之书传与王氏无疑，盖传书之人，即伪撰之人。古之伪书，大都如是。所以杭世骏《道古堂集·灵枢经跋语》直谓其文义浅短，为王冰伪托可知云云。惟今本《灵枢》一书，固成之于王氏之手，然详校之，无一条非《甲乙经》之旧，但变异其篇名，改窜其字句，颠倒其先后而已。抄胥伎俩，尤其鄙陋。今人之信为古书者，皆未考之《甲乙经》耳。是以寿颐此编，引《甲乙经》不引《灵枢》，诚以晋人之书，固远在唐人重辑之先耳。而自汉迄唐，皆从外风主治，讹以传讹，竟如铁案而牢不可破。幸有河间、东垣、丹溪诸家之论出，而后为火、为气、为痰，病属内因。又复渐渐发明，藉以提撕后学，惟是火之升，气之逆，痰之壅，皆其肝风煽动，有以载之上浮，是肝风为病之本。而火也、气也、痰也皆其标，乃读诸家之论，但知于火、气、痰三字，竭力阐明，而反将主动之肝风，略而不问，则欲为清火而火必不息，欲为顺气而气仍不纳，欲为化痰而痰亦不减，卒之皆无捷效。此则金元以来，虽有类中风之名称，可以区别于汉唐专用温散之真中风。而所谓痰中、气中诸病，固已尽人能知，然治疗仍鲜实效者，则专治其火气痰，而不能注重于平肝息风之过也。〔批：金元以来类中病情，论者已详，惟尚少平肝息风之法，所以少效，一朝说破，谁不恍然大悟。〕要之即以《素问》而论，内风为病，固已数见不鲜，惟散在各篇之中，忽略读过，每不知其即是肝风内动之证。且又各明一义，并不明言其为内动之风。而后人之读古书者，惟知于中风之字面上，以求古人之所谓中风，而更不能寻绎其未言之意，遂使古人精义之流露于字里行间者，皆不得领悟其旨趣。于是自汉以后，墨守此“中风”二字，竟用风药、表药以治内风，辛散温升，更以鼓激其奋迅之势，是洪炉烈焰，本已飞扬，不使潜息于一室之中，而反门户大开，助之煽动，岂不速其燎原，顷刻灰烬。此则《素问》未尝揭明内风为病，有以酿成浩劫，当亦古人之所不及料。吾知二千年来，内风病之误于续命诸方者，必非少数。今者伯龙氏寻绎《素问》大厥之旨，而内风暗恣，扰乱神经，以致昏瞀僵仆之真实原委，亦既灼然无疑，则古人专用温散辛燥之法，其谬亦堪共信。而所谓潜阳镇摄之功用，仍是见证治证，一定不易之理，本非别开生面，炫异矜奇，是必以“内风”二字，郑重读之。而后此病之真情实理，庶几大白于天下后世也。〔批：潜阳镇摄之法，本是作者发明之真义，乃不矜创获，而视作寻常理法，是诱掖后进，与人为善之微意也。真儒至性，菩萨心肠，具此救苦救难之热忱，不可不授学于以易学易行之捷诀。〕

第四节　论医学家类中之病名不如迳作内风之明显

金元以前，无所谓真中类中也。盖古人之所谓中风者，皆外风耳，寒风耳。既以为真是外来之风所中，则治疗之法，惟有辛温表散，以祛其风，胜其寒，对病发药，直捷爽快，此古人不知有内动之肝风，不知有肝阳之风火，固不必为古人曲讳者。自河间、东垣、丹溪诸家之论出，而始知举世之所谓中风者，本未尝感受外来之邪风，然又心疑于古人之恒以风药、表药治中风者，意谓古时必有邪风中人之病。于是以古书之中风，谓之真中，而即以其发明之痰中、气中等证，谓之类中，以视古人之不问内因、外因，而惟从事于麻、桂、羌、防、姜、辛、乌、附者，其议论固已大有区别，而治法亦切近一步矣。然既有类中之名，藉以立异于古人之所谓真中，则必以感受外风者为真中，而以未感外风者为类中。所以河间之论类中，谓为心火之暴盛，而并谓非肝木之风；东垣之论类中，谓为本气之自病，而亦谓非外来之风邪；丹溪之论类中，谓为湿痰生热，痰热生风，而亦不以为肝动之风。究之五脏之性，惟肝为暴，合德于木，动则生风，且其气左升，刚果用事，苟不顺其达之性，则横逆恣肆，一发难收。其为病也，气火升浮，痰涎上壅，皆其有形之见证。然必以无形之风阳为之先导，而后火也、气也、痰也，得凭藉之力，而其势愈猖。此内风为患，暴戾恣睢，断非外风之袭人肌表者，可以同日而语。乃论者惟知有痰中、气中诸候，专治其有形之火与痰，而不治其主动之肝阳，宜其无应手之捷效。此无他，知其为类中，即所以别于真中之风邪，而遂谓类中之与风无涉，于是柔肝息风一层，最为是病之紧要关键，而略过不谈，则凡是类中，皆不可治。抑知气中、痰中诸候，无不猝然眩晕，而渐至昏愦神迷，涎流倾仆，是皆肝阳陡动为虐，亦即气血冲脑之变，苟非亟投镇摄以靖内风，则当狂飚鼓舞，天旋地转之交，日月无光，耳目蒙蔽，将何以澄清宇宙，扫荡群霾。寿颐以为与其仍类中之名，泛而不切，不能得其要领，毋宁以内风二字，揭橥天下，而顾名思义，易得旨归。是以辑录此编，即以内风挈其纲领，庶几名正言顺，见得潜阳息风之法，本是治内风病之应有要义，而后之学者，乃不复以新奇为疑，则患是病者，始得有正当之效果，而不佞探讨今古，所费日力为不虚，斯乃私衷之所窃慰者矣！〔批：既定其病名曰为风，而后潜阳摄纳之治法，自然名正言顺。〕

附录：吴兴莫枚士释癫原文并不佞之申义。

寿颐按：巅疾之义，古今医家绝少说解，学者从未悟此病理，惟《研经言·释癫》一篇，独知病气聚于头，而致蹎仆，最是绝无仅有之名论。寿颐上年编《谈医考证集》一卷，特采入录，并为引申其余义，兹再录之，以誌气求声应。壬申九秋寿颐附志。

莫枚士曰：癫之言蹎。蹎，仆也。凡物上重下轻则仆，故人病气聚于头顶，则患蹎。《素·脉解》太阳所谓巅疾者，阳尽在上，而阴气在下，下虚上实，故巅疾也。与厥论巨阳之厥发为眴仆同义，是明以巅为仆也。癫，经文作“巅”，故注云顶上曰巅。古字无巅，止作颠。后人加疒旁，遂作癫，亦或省作瘨。《玉篇》痫，小儿瘨病也是也。且据《玉篇》，知癫痫实一病。病源亦云，十岁以上为癫，十岁以下为痫。然则二字之分，分于年之长少也。寿颐按：《说文》有颠、蹎、瘨字，无巅、癫字。颠，训顶也，是即巅顶之巅。蹎，训跋也，是即颠覆之颠。惟瘨，训病也。似许氏尚未明言何等之病。然许书名物训诂，如草部苋菜也之类，例皆三字句，今本多为传抄者误删。（说已见上）此瘨篆说解，许例本是瘨病也三字为句。瘨病为一种病名，非疾病之通称。《玉篇》瘨，音都贤切，训狂。是即癫狂之癫。又《玉篇》痫字，训小儿瘨病，又是癫狂痫三者同为一病之确证。《广韻》《先韻》，瘨亦训病，而又连出癫字，注曰上同。则癫之同瘨，确乎无疑，且可知瘨、痫、癫狂、蹎仆诸病，皆缘颠顶一义引申，诚以癫狂痫病，本由脑受刺激而成，即猝然颠仆者。又无非气聚于头，脑神经受震，失其知觉运动所致。《素问》固明言气聚于上，上盛下虚，病在巅顶，则凡眩晕猝仆诸病，上古医家，固无不知是脑部受病。可知近今西学，皆以此病为血冲脑者，虽从解剖所得，据脑中死血而有此定名，确为彼之创论。岂知与中医旧学，隐隐合符，异苔同岑，最是谈医之一则快事。枚氏此文，虽尚未知有西说脑神经之病理，而识得癫即蹎仆之颠，又申之以上重下轻，其物则仆。又谓人病气聚于头顶，则患颠，确是《素问》所谓巅疾之正旨，亦即西学所谓血冲脑经之实在病由。须知诸家所谓巅疾、颠仆、癫狂、瘨痫等病，情状虽似有别，且病名之字，又各各不同，而在古人命名之时，实无不知此等病状，皆在头顶，所以名义同条共贯，此是中古小学家皆能洞知病理之明证。且古者文字之学，尽人能知，则读其书者，望见癫狂、颠仆、瘨痫诸字，又无不知病在颠顶。枚士《六书》之学，自有渊源，故能有此神悟，绝非汉唐以下谈医之士，所能梦见。而二千余年，对于此等病情，论者最多，则无一不梦中说梦。且重阳者狂，重阴者癫，《难经》尚是妄为分别，更何论其他。于是浅显易知之病，反之皆不能晓，千百年来，枉死几多民命，斯诚国医之极大障碍。今得枚士此说，揭破真情，正不独昏愦暴仆之内风类中，必有可治之理，即癫狂、瘨痫等频发不已之沉疴，苟其以“巅疾”二字，一再思之，其庶有发墨守而起废疾之一日，是则病家之大幸。而寿颐频年疗病，凡颠狂痫及眩晕神昏者，恒用潜镇化痰泄降之药，辄有捷应者，确已不鲜，可谓千年来国医界中未有之发明，而其源即由医家不识癫、蹎、瘨字即是颠顶之故。孰谓医果小道，可以不学无术也乎？又按：莫氏此篇，于蹎仆、巅疾、癫痫、癫狂数者，认得一气贯通，从小学中悟彻病机，最是晚近来医学之别开生面，无一字说得不真切，极堪细玩。然《研经言》第二卷中，别有癫说一篇，则又强以眴仆之癫，昏乱之癫，分别为二，谓一自足太阳经来，谓可治；一自心肝两脏来，必不可治云云。全篇三百字，直无一句可解，竟与此篇释癫，如出两手，大是可骇。可见经生家一时兴到，摇笔为文，竟有不顾前后，大相矛盾之谬。须知医理病理，止有一端，必无二致，岂容信手挥毫，朝三暮四，是亦不可以不辨。

第五节　论《甲乙经》之中风本是外因而始有以内风之病认作外风之误

吾国医书，自《素问》而外，当以《甲乙经》为最古，乃皇甫士安采集古书而成之，其蓝本固犹在仲景之前。此嗜古之士，所当抱残守缺，动怀古之遐思者也。乃近世医家，恒奉《灵枢》为经，反置《甲乙经》

而不道，数典忘祖，其蔽深矣！惟以中风言之，则《甲乙经》“中风”二字亦不多见，惟病形脉诊篇有身之中于风也，及五脏之中风二句，（《灵枢·邪气脏腑病形篇》本此）又频言邪之中人，虚邪中人，如经络受病篇（《灵枢·百病始生篇》本此）阴受病发痺篇（《灵枢·刺节真邪篇》本此），皆言病之次第传变，无不以风从外感立论。与《素问》之所谓中风，最为吻合，绝非后世昏仆之中风可以比拟。又十二经脉络支别篇谓肺手太阴之脉，气盛有余，则肩背痛，风寒、汗出、中风（《灵枢·经脉篇》本此），则亦外感之中风。肺主皮毛，故外感之邪从皮毛而入，即为肺手太阴脉之病。所谓气盛有余者，是外感邪气之盛。凡风寒感冒，畏风恶寒皆是，此即世俗之所谓伤风。而《甲乙经》亦谓之中风。〔批：此皆外风，确凿可信。〕可见与仲景之太阳中风，虽一属足之太阳，一属手之太阴，经络不同，而同是在表之风寒，则同谓之中风，仍与《素问》之所谓中风无异，其非痰壅晕仆之中风，固彰明较著者也。寿颐按：《甲乙经》此节，“风寒”二字当作恶风寒，盖传写者脱一“恶”字，本与《伤寒论·太阳篇》之恶风恶寒同义，若无恶字，即不可解。今本《脉经》及《千金方》引此节皆作肩背痛风，则又缺一“寒”字，更不可从。乃其八正八虚八风大论一篇则独创异说，大是骇人，其文曰：风从其冲后来者，名曰虚风，贼伤人者也，主杀害，必谨候虚风而谨避之。避邪之道，如避矢石，然后邪弗能害也。又曰：风从南方来，名曰大弱风；风从西南方来，名曰谋风；风从西方来，名曰刚风；风从西北方来，名曰折风；风从北方来，名曰大刚风；风从东北方来，名曰凶风；风从东方来，名曰婴儿风；风从东南方来，名曰弱风。又曰：凡此八风者，皆从其虚之乡来，乃能病人，三虚相薄，则为暴病卒死。又曰：圣人避邪，如避矢石，其三虚而偏中于邪风，则为击仆偏枯矣。又曰：贼风邪气之中人也，不得以时，然必因其开也，其入深，其内亟也疾，其病人卒暴。又曰：人有卒然暴死者，何邪使然？曰：得三虚者，其死疾。得三实者，邪不能伤也。乘年之虚，逢月之空，失时之和，人气之少。（今《灵枢》无此四字）因为贼风邪气所伤，是谓三虚，故论不知三虚，是为粗工。若逢年之盛，遇月之满，得时之和，虽有贼风邪气，不能伤也。（《灵枢·九宫八风篇》及岁露论本此）。遂以击仆偏枯，卒然暴死，认作偏中邪风，乃与《素问》中风之旨大异。〔批：此误认内风为外风之作俑，又是凿凿可据。〕绎其辞意，盖本于《素问·八正神明论》而演成之。寿颐谓八正神明篇之所谓八正虚邪，八风虚邪等说，已是文义晦涩，不可索解，于病理亦无可证实，而《甲乙经》此篇，竟因八正、八虚二语，演成此怪诞不经之说，欲以惊世骇俗，是为文字之妖。观其以八方之风，各立名目，离其怪僻，拟不于伦，全无义理可求，是何异于讦纬书中，五帝号之灵威仰、赤熛怒、含枢纽、白招拒、叶光纪之名称。海市蜃楼，本无实在。而其书确出于秦汉人之手，可见古人自有此一派邪僻之学。且《甲乙经》此篇，文义多不联属，辞旨多不条达，尤为谫陋。其所谓风从冲后来者，名曰虚风，贼伤人者，必谨候虚风而谨避之。试问何者谓之冲后？将何以谨候而谨避之？又谓八风者，皆从其虚之乡来，乃能病人，则又何者为虚之乡？惝恍迷离，莫可究诘。夫以人体，及病情而言虚实，可说也。乃天空之风而亦有虚实，宁非大怪？且更有所谓虚之乡者，则真是捕风捉影之谈，何所取证。〔批：辨得何等透彻，可知《甲乙经》此条，全是架空，必不可信。〕纵使古人自有此一种学说，本是占角望气，左道惑众之流，于医理病理，有何关系？虽似此杳冥恍惚之言，在《素问》亦所不免，而《甲乙经》为尤多。本可不录，惟此条所谓三虚而偏中邪风，则为击仆偏枯，又谓贼风邪气中人，病人卒暴，则竟似卒暴中风，昏仆偏枯之病，皆即感受此外来之贼风所致，是以内风陡动，误认外风，既昧于此病之实在证情，而徒以空言强为附会，显与《素问》之所谓中风，及仆击偏枯二者，大相刺谬。且因此一条，而遂开后人专以散风泄表之药，通治内风暴动之病，谬戾最甚，贻害最深，不可不辨。盖其所谓击仆偏枯者，即忽然昏仆，如有所击，而肢体偏废，瘫痪不随也。是即内风肆虐，火升痰升，气血上壅，激乱脑经之候，在今日固已证明，本与外感之风渺不相涉，且在《素问》亦未尝谓之中风。通评虚实论所谓仆击偏枯，肥贵人则高粱之疾，已明言富厚之家，肥甘太过，浊腻壅塞，声色货利，戕贼真元，驯致阴虚火动，痰热生风之病，未始不与大厥、薄厥数条隐隐符合，且与今之西学家所谓血冲脑经之情状息息相通。而《素问》之所谓中风，则止以外风言之，本未尝说到暴仆偏枯诸证，〔批：引证凿凿，言明且清。〕试遍读《素问》全部，虽外风、内风尚未分析明言，然两者之各明一义，绝不相混，则显而可指，信而有征。初不料《甲乙经》是篇，竟创此模糊疑似之说，乃始以内风之病，比附外风，岂非未悟《素问》之旨，徒以臆说欺人，此即以《素问》证之，而《甲乙经》此条，已可不攻自破。惟以《甲乙经》之书，终是中古相传之旧，世之谈医者多宗之，而唐人伪撰《灵枢》，又全录《甲乙经》之文，举世方共尊之为上古医经，又谁敢轻加评议，宜乎外风、内风，永永混淆，莫能是正，遂令汉、魏、隋、唐之言中风者，无不以昏仆不遂等证，一概作为外风，所以《千金》《外台》中风方论，各成巨帙，论证则昏迷欲死，皆是邪风。论治则麻、桂、羌、防，千方一律，乃致内风猝动之病情治法，几不可得之于汉魏六朝隋唐诸名医之言论，而猝暴昏仆之中风，势必百无一治，追源祸首，当以《甲乙经》此条为始作之俑，为害之烈，诚不下于洪水猛兽，〔批：老吏断狱，无枉无缝。〕此《记》所谓言伪而辨以疑众之可杀者也。若篇中文字，忽谓贼风，忽谓虚风，忽谓三虚相搏，则为暴病卒死，忽谓三虚而偏中邪风，则为击仆偏枯，疑是疑非，尤令读者莫明真相，正以其议论之皆是凿空，所以竟无一定主义，更不足辨矣。或谓暴风中人，倾刻僵绝，如明人《玉机微义》所述甘州大风之事，固亦有之。(《玉机微义》此条，详见后文“真中风病必不多有”条中)则《甲乙经》此节，正可引作真中风之确证，又安见昏愦暴仆者之皆是内因？且古人中风之方，必以散风、温中、补虚三者并进，本为虚而受邪设法，似《甲乙经》此说，未可厚非。寿颐则谓《玉机微义》之事，是偶然之异气，不可以论民病之常，且亦非《素问》所谓中风之本旨。盖昏愦暴仆之病，《素问》固皆在巅疾之例，而人之病此者，原未尝猝遇暴风之变也。若夫自汉迄唐，中风各方，皆主温中泄表补虚者。又因《甲乙经》三虚而偏中邪风一句，如法炮制，不问病情之是否合用，此又一犬吠影，百犬吠声之恶习，正是《甲乙经》此条之应声。医道至此，可谓迷惘已极，而病者何辜，惨罹浩劫，千年之久，竟无一人可救，亦大可怜矣！

第六节　论仲景伤寒六经皆有中风，本言外感之风，而后人误以内动之风附会六经，遂有中风中经络之一说

《伤寒论》：太阳病发热、汗出、恶风，脉缓者，名为中风。本是外感风寒之病，与今之所谓伤风，无分轩轾，故主治之桂枝汤，温经散寒，和调营卫而已。乃作注者，且谓仲景不曰伤风而曰中风，恐与鼻塞声重之伤风相混云云，则过于重读《伤寒论》，而疑仲景所言，必非轻浅之病，遂不问其证情之若何，用药之若何，几以《伤寒论》为不易读，而伤寒方亦不易用，本浅近也，而反以为艰深。〔批：世之读《伤寒论》者，隐隐然自有此心理，然皆其学识之未到耳！果有真知灼见，则仲师成法，无不切中病情。安见古人之方，必不可用之于今日〕此仲景书之所以束诸高阁，而医道之所以一落千丈也。其亦知太阳病为表证之第一步，桂枝汤治中风证，止是温经解表，极轻极浅之功用乎！观仲景以中风为外感风寒之病，盖当时尚无伤风之名称，绝非中与伤之字义，果有轻重于其间。（王秉衡《重庆堂随笔》亦言《伤寒论》之中风，即后世之伤风，伤与中字义无殊）。又可见其所谓中风者，其证为发热、汗出、恶风。则当时之对于昏愦暴仆者，必不谓之中风。仲景之旨，固与《素问》若合符节。惟《伤寒论》之中风，不仅太阳、阳明有中风，而三阴亦各有中风之条，然其病皆在经络，

未尝深入腑脏。盖以风邪中人，侵入肌腠经络，本不呆定一部。《伤寒论》六经皆有中风，正与《甲乙·病形脉诊篇》所谓或中于阴，或中于阳，上下左右无有恒常之说，同一病理。寿颐按：百病多以六经论治，盖经络者，如脏腑之枝叶；脏腑者如经络之本根。病之轻者，多属经络；重则渐入腑脏。固不仅外感之病，必先在经也。而外感六淫之病，又无不先从经络感受，但不能拘执一经以为受病之始。如寒邪多先见太阳证，温邪即多先见阳明证及少阳证。仲景《伤寒论》次序，以太阳病始者，正以风寒之邪，必多先病太阳，非谓伤寒之病，必先太阳，次阳明，次少阳，如行路者，按部就班，循次进步也。自诸家之注《伤寒论》者，多谓太阳为第一层，故表病必先太阳，已未免强分层次，执一难通。又有谓病之次第，必先太阳，而后递及阳明、少阳，以入三阴者，则又误以仲景《伤寒论》之次序，认作病情传变一定之次序。抑知病状万端，活泼泼地，岂有依样葫芦，逐步进退之理。《素问·热病论》一日太阳受之，二日阳明受之云云，虽曰言其步骤之板法，以立之标准，固无不可，寿颐嫌其说得太呆，必非医理之上乘。而为《伤寒论》作注者，又皆拘泥一日二日等字面，教人必以日数推算，而辨其病在某经者，抑何呆笨乃尔！〔批：陈修园《伤寒论浅注》，此弊最深。〕又有知一日二日之必不可以分别六经传变者，则又造为气传而非病传一说，尤其向壁虚构，画蛇添足，更非通人之论。试观仲景书，六篇皆有中风之明文，及《甲乙经》或中于阴，或中于阳之说，可见六经无一不可为受病发端之始，又何得曰一日必在太阳，二日必在阳明，三日必在少阳乎？近贤论伤寒温热病之传经，已知病之轻而缓者，多日尚在一经，不必传变。病之重而急者，一日递传数经，难以逆料，最是阅历有得之言，学者必须识此，庶不为古人所愚。〔批：传经之理，惟此数语，足以尽之。须知十二经病，必无一定传变，则传足传手，聚讼纷纭者，岂非多事！〕要之手足十二经，本无一经不能发病，其传变也，亦惟病是视，必不能谓某经之病，必传某经，然后可以见证论证，见病治病，心灵手敏，应变无方，岂不直捷。而伤寒传足不传手，温热传手不传足之说，尤其讆言，胥当一扫而空，不致束缚学子之性灵，方是斩绝葛藤之大彻大悟。此与昏愦猝仆之中风，病由内因者，源流各别，必不能混为一家。凡在医家，固无不知《伤寒论》之中风，与杂病之中风显分畛域。然而宋金以后，每谓昏仆中风，有中经络之一候，且申言之曰：中经络者，必外有六经形证，通以小续命汤加减主治。则即从《伤寒论》之六经中风，附会而来，其意盖谓昏仆之中风，即是外感之风，则风从表受，自然先及经络。见仲景之《伤寒论》，既有六经中风明文，而《千金》《外台》，专治卒中风欲死之小续命汤，又有桂枝、麻黄合于仲景太阳证治，因谓此方可治在经之中风。岂知制此续命之人，固已误认昏仆之中风，同于《伤寒论》之太阳中风，乃窃取仲师成法，合用麻、桂二方加味。不知方中既用麻黄、防风发汗，而合用芍药敛阴，已失仲景桂、麻二方分证论治之正旨。桂枝汤治太阳有汗，故以桂枝和营卫，即以芍药敛阴液；麻黄汤治太阳无汗，故虽合用桂枝之和营卫，而必去芍药。桂枝、麻黄之分治，其主义即在麻黄、芍药，一发一收。而更合以附子之温，黄芩之清，人参之补，庞杂已极，全非仲师家法。乃后人见其麻黄与桂枝并列，谬谓此即仲景太阳经成例。又见其方中并有阳证之黄芩，阴证之附子，遂谓可以通治六经，实属颟顸已极。〔批：申言小续命汤等方，不合仲圣六经条理，则似此诸方之效力可知。观其层层辨驳，始知金元以来，竟无一人不在梦中说梦，最是奇事。〕至易老而定为六经加减之法，盖亦心知是方之必不可以通治六经，因而为之更定其君臣，增损其药品，以求有合于仲师六经条理。究之亦表，亦里，亦温，亦清，丛杂繁芜，仍无法度可言，〔批：易老六经加减古人方，以为铢两悉称，岂知经此一番议论，而洁古老人苦心孤诣，竟为蛇足，所以有前贤畏后生之说也。〕又安能用之而有效力？景岳之论续命汤，已谓水火冰炭，道本不同，纵有神功，终不心服。真是见到之语。寿颐则谓小续命汤之治卒中风欲死，本是附会《伤寒论》之太阳中风，而制此鸿蒙未判之奇方。乃后人之论中风，看中经络之一证，又附会小续命之可治太阳证，而造此不可思议之病理。要知昏瞀卒仆之中风，既非在表之风邪，必非小续命汤之庞杂所能缴倖图功。且卒中风欲死之证，本不在《伤寒论》中风例中，又何尝有一是六经之形证。然则凡百医书，对此昏瞀卒仆之中风，恒嘐嘐然教人辨别六经，而仿用洁古老人之加减续命法者，最是此病之魔障。〔批：说明内风昏仆，本不在六经条理之中，则金元以来，凡百医书，教人辨认六经而用药者，岂非笑话。〕不能解脱此层束缚，必不可语以气血上菀之原理，而是病终不可治，学者果欲求切实有效之治验，则古今各家书中，似此陈陈相因之庸腐议论，不可不湔除净尽者也。

寿颐按：凡百病证，轻者皆在经络，重者则入腑脏。所以临证时必当认定经络腑脏，分证论治，固不独伤寒、温热，不能不守仲圣六经之范围也。叶氏之论温热，既误信传手不传足之说，杜撰首先犯肺，逆传心包两层，竟将阳明一经最多最要之病，置之不问，已聚六洲之铁，铸成大错。然此老亦明知温病热病，必多阳明胃家热证，第苦于一口咬定手经在先，则胃是足经，无以自圆其说，乃更倚老卖老，信口雌黄，捏造“河间温热，先究三焦”二语，隐隐然以自己所说之肺病、心病，归之上焦，即以世间恒有之阳明热病，归之中焦，纯是掩耳盗铃手段，其计不可谓不狡。然自欺欺人，终不能使天下后世，不一读河间之书。试问温热三焦之语，果出何处？则臆说立见其穷。可叹鞠通不学，竟以叶氏澜言，作为鸿秘，所撰《温病条辨》，即以三焦分篇，而耳食之徒，又能信此两家，宝若《兔园册》子。所谓叶派者，遍于国中，于是治温热者，绝不闻分经辨证之治，岂不可祓！独此昏瞀卒仆之中风，原是气血上冲之脑经病，不在十二经络例中，而说着反欲拘执六经，强为比附，一则有经可据，而无端破坏之，一则无经可寻，而反以附会之，皆是邪说淫词，不可不正。然以中风附会六经者，则古时脑经病理，本未发明，仅凭思想，而有此误会，亦当为古人曲谅。以视叶氏之妄作聪明，破坏仲师条理者，其罪犹当未减。

第七节　论《金匮》之中风本是外因，而所叙各证皆是内因之误

《金匮要略》中风篇，其开宗明义第一句曰：风之为病。固言外感之风也。其次节则曰：脉浮而紧，寒虚相搏。又明言外感之寒风。然其所述病状，则㖞僻不遂，昏不识人，身重不胜，舌强难言。皆内风陡动，气血冲脑之病。而《金匮》又明明谓之贼邪在经在络，入腑入脏，绝非《素问》中风之真旨。此盖《甲乙经》偏中邪风，击仆偏枯，及贼风邪气伤人，病人卒暴之说，导其先路也。惟以《金匮》之书，出于仲师之手，则不无大

可疑者，今试录其全文，而明辨之如下。

寿颐按：《金匮玉函》之书，向来谓是仲师旧本，亦经晋人王叔和编次者，似不可谓仲景承《甲乙经》之误。然据皇甫氏《甲乙经》自序，其所采集之书，皆仲景以前之古本。则仲师之时，虽尚无《甲乙经》之经，而其中旧说，固皆仲师之所已见者也。惟今之《金匮要略》，成于宋世，犹较《甲乙经》为晚出。考陈振孙《书录解题》曰：此书乃王洙于馆阁蠹简中得之，曰《金匮玉函要略》。上卷论伤寒，中论杂病，下载其方云云。则既名《要略》，必非仲师之旧，且亦非叔和编次之本。〔批：此今本《金匮》之所自出，无怪其文气断续不完，至不可读。〕读者当注意于此，弗谓仲师医圣，不容加以评议也。其第一节曰：夫风之为病，当半身不遂，或但臂不遂者，此为痺。脉微而数，中风使然。则所谓中风者，以风邪之在经隧者言之，故以半身不遂及但臂不遂之痺证，皆谓之中风使然。虽与《伤寒论》之太阳中风发热恶寒者不同，而同为外风之袭入经络，尚非昏瞀暴仆之中风，谓之外风所中，似无不可。要之不遂之病，其因有二，有气血不充，而为风寒湿邪三气所袭者，其病以渐，即此条所谓风之为病，半身不遂，或但臂不遂之为痺者是也。治宜养血通络，视其风、寒、湿三气之偏胜者，而徐图之。古来宣痺通络诸方，皆为此证而设，是外因也。亦有气火上升，内风暴动，激乱神经者，则其病以暴，所以猝中风者，忽然肢节痿废，掣痛不仁。治宜潜阳镇逆，定其上涌之势，使脑不受激，神经不乱，而瘫痪痿废，不遂不仁，皆可立愈，是内因也。二者之不遂固同，而证情大异。〔批：于不遂痛痺之中分出二种病因，明白晓畅，直是从古不传之秘钥，益人智慧不浅〕且病发之初，一缓一急，其来势既绝然不同，而形态亦自有可辨，治法则大相悬殊。然古今医籍，尚未有说明此两者病理，而为之分别论治者。则以脑神经之说，古所未知，而内因外因，无不混合为一，皆作外风治疗。所以古来之治此不遂者，方药虽多，恒不一效。《金匮》此条之所谓痺，未必果皆外感之风邪，而竟不论及内风暴动之病，乃止曰风之为病，曰中风使然，仅以外因之风立论。所以《千金》《外台》治此不遂之方，无非祛风温经一派，此即《甲乙经》所谓偏中邪风，击仆偏枯一语，有以误之矣！

其第二节曰：头痛脉滑者中风，风脉虚弱也。则仍是《伤寒论》之中风。头痛者，即太阳外风之头痛也。脉滑者，风为阳邪，故脉滑利。脉虚弱者，感邪轻浅，故脉不坚实，亦与太阳病之阳浮阴弱同义。〔批：佐证确实，言明且清〕考证：此节十二字，今本《金匮要略》无之，考《脉经》八卷“中风历节病脉证篇”，章节字句，皆与今本《金匮要略》大同，颇似王叔和所见之《金匮》，即同今本。惟其第一节之后，多此一节，详其文义，与仲景《伤寒论》之太阳中风，最为符合。可见《金匮》之中风，亦主外因，是皆古人所谓中风之本旨也。兹据《脉经》补此一条，正以证明古之中风，固无有杂以内因之风动者耳。

其第三节曰：寸口脉浮而紧，紧则为寒，浮则为虚。寒虚相搏，邪在皮肤。浮者血虚，络脉空虚。贼邪不写（写，今本作泻，古今字），或左或右。邪气反缓，正气即急，正气引邪，㖞僻不遂。邪在于络，肌肤不仁；邪在于经，即重不胜；邪入于腑，即不识人；邪入于脏，舌即难言，口吐涎。（《脉经》作口吐淤涎。）则详述中风各证。凡㖞僻不遂，身重不仁，神昏舌强等，皆《素问》中风条中所未有，是与《素问》之所谓中风绝异。〔批：《素问》之所谓中风，无此诸证，读者必须注意，然后方知《金匮》此节皆是内因〕而《金匮》此篇，固明明以中风标题，则显然非《素问》中风之正旨。其以在经、在络、入腑、入脏四者，分别条例，又即后人于中风一门，分为中经络、中腑、中脏三大纲之鼻祖。亦与《素问》所言中风传变之状态，各自不同。盖至是而中风之病名，乃专属于㖞僻不遂，昏愦暴仆之证，遂与《素问》《伤寒论》之中风，病在经络，以次递传，由浅而深者，显然大别。而即以《金匮》此节，为其承接转戾之枢纽。以皮肤、经络、腑脏数层分别病态，其意盖谓同是外风之所中，而受病之处各有深浅之不同，非自表及里，以次递传者可比。〔批：古人之意，无不如是，而从此铸成大错矣〕而必以寸口脉浮而紧，紧则为寒，浮则为虚，寒虚相搏，邪在皮肤五句，挈其纲领，则又明指正气虚馁，而寒风外乘，遂为暴中。此则古人之治中风，所以必用麻、桂、羌、防解其表；姜、辛、乌、附温其中；参、芪、术草补其虚。数者皆备，并进兼营，是为一脉真传，渊源有自。《金匮》本条，初无方药，近人之作注者，每谓此条之下，次以候氏黑散，即为此证之主方。〔批：黑散一方，岂独不可以治内风，亦必不可以治外风，解见第三卷《古方平议》〕然黑散一方，确是后人附入，必非作者本意。盖本条叙证甚多，乃是条举而并列之辞，非谓凡是中风者，必一时而毕具此种种见证。本无专用一方，可以统治经络、腑脏之理。则《金匮》之不出方者，自有深意。而注家乃欲以一方通治之，最堪喷饭。惟既以寒虚相搏，邪在皮肤两句，定为此病之原则，是当用之药，亦必解表、温中、补虚三者咸备，而后可为对病。《千金》《外台》多数续命汤散，不啻为寒虚相搏，邪在皮肤者，出其正治之法，此又古人于昏仆猝倒之中风，无不认为寒风外受之恒例者也。然以近今所见之昏瞀猝仆诸证言之，大都肝阳暴动，气升火升，热痰上涌，气粗息高，正与古人之认作寒虚者，绝端相反。是古为外风，今为内风。古之外风，为肃杀之寒风；今之内风，为蕴隆之风火。一寒一热，内因外因，似此冰炭殊途，枘凿不合。则《千金》《外台》主治寒风之千百方药，必无一方可治风火自动之病。而《金匮》所谓寒虚相搏之中风，又必非风火自扰之中风，皆当以病情决之，而万无两可者，是岂古今之病，果有不同耶？〔批：说得淋漓尽致，惟其气盛，故言之长短皆宜〕要之昏瞀猝仆之实在病因，《素问》薄厥、大厥二条，固已明言其血菀于上，气血并走于上。今之西国医家，定名为血冲脑经之病。又以实验得之，确是气火升腾，迫血上涌，冲激入脑，因而神经瞀乱，知觉运动顿失常度，扰乱及于何部之神经，即其一部肢体，为之不用，如猝暴昏仆，口眼㖞斜，舌强不语，颊车不开，瘫痪不随，痰涌涎流，或为目闭口开，撒手遗尿诸候，无一非气血冲脑激乱神经所致。是以猝然而来，即病者亦不自知其所以然，非如外感之邪，虽亦可以深入，而必受之以渐，次第增剧。《金匮》此条，叙述㖞僻不遂等种种见证，固皆神经之变，而乃指为在经在络，入腑入脏，本是理想之辞。则以古时脑神经之病理，尚未发明，无所谓知觉运动，皆主于脑，则见此猝然昏仆之病，四体百骸见证各异，而不能推测其所以然之故。因思善行数变，惟风为速，无以名此，则姑以中风名之。又不解其或病肢体，或病口目，或更不言不识，千态万状，莫可端倪，则意想所能及者，无非经络腑脏，受病之部位有浅深，斯发现之病形有轻重，因而倡为在经、在络、入腑、入脏之等级，亦可谓智虑聪明，心思周密。〔批：推测古人分别中经络、中腑、中脏三纲，本于理想，洵是确论〕殊不知此身主宰，无不禀命于脑。大而肢体之运动，知觉之感触；小而喉舌之言语，耳目之见闻，皆此脑之神经为其运用。神经一乱，顷刻失常。肢体百骸，倏忽变态。而又以脑之神经布于全体，偶然激乱，未必全体神经尽为震动。于是或为手足不遂；或为瘫痪不仁；或为口眼㖞斜，喉舌牵强；或则知觉已失，而运动自如；或则运动不随而知觉未泯。各呈奇态，种种不同，而皆其一部神经之乱，有以致之。此则实情实理，必不能更易一辞者。可以证明古人中经络、中腑、中脏三纲，本是空谈，毫无实据。〔批：此是实在之病理病情。然古人未知脑有神经之作用，亦无怪其不识此病之真〕在古人未知脑神经之作用，而悬拟此等条目，不可谓非理想中之能事。然在今日，既确有发明，则大辂椎轮，已为无用，正不必以《金匮》言之，而更为之曲曲涂附者也。惟谓《金匮》此条，原是仲师手笔，则更有可疑。〔批：奇峰陡起，将军下笔开生面，是他人之所必不敢言，而亦必不能言者。〕考仲师《伤寒论》自序，谓撰用《素问》《九卷》《八十一难》《阴阳大论》等，庶可以见病知源。是仲景著书之理，皆本《素问》，而《素问》之所谓中风，只言在表风邪，并未涉及昏瞀不遂等证。所以

《伤寒论》之中风，亦只是经络为病，与《素问》无所歧异。何以《金匮》亦出仲师一手，而竟以中风之名称，移属于㖞僻不遂，昏不识人，舌强难言诸证。此则遍读《素问》而皆不谓之中风者，至《金匮》而始列为中风之条例，〔批：确是实在证据〕大非《素问》本旨，与《伤寒论》亦不相合，此其可疑者一。或谓六元正纪大论木郁之发，耳鸣眩转，目不识人，善暴僵仆，岂非木动生风，猝暴昏仆之明证？则是中风僵仆，昏不识人，亦是《素问》所固有。〔批：此一难亦不可少〕然天元纪等七篇，本非《素问》之旧，乃唐时《素问》已有缺佚，而王启玄作注，别采古医书以补其缺者，宋林亿等校语，谓此七篇，当是古之《阴阳大论》，隋人全元起《素问》注本之所无，则仲景所见汉时《素问》，必不能有此。即曰此专论五运六气之七篇，果如林亿校语之说，确是古之《阴阳大论》，即仲景《伤寒论》序中所据之本，则木盛而生火生风，风为内风，且是风火，而《金匮》此条反以为寒虚相搏之贼邪，是既误内风为外邪，又误风火为寒虚，更与六元正纪篇显然矛盾。〔批：辨得清彻〕仲景必不若是之武断，此其可疑者二。即以本条证情言之，惟内热生风，肝阳陡动，迫其气血上冲入脑者，乃有此猝然㖞僻，体重不仁，昏不识人，舌强难言，口吐涎沫诸候，其外形必有肝阳之见证可征。如面赤唇红，气粗息高等皆是。且其脉必多浮大浑浊数促之象，必不独见浮紧。〔批：此病脉证无不如是〕虽间亦有真阳式微，虚风一煽，而即见脱证者。面青肢冷，粘汗自流，乃与《金匮》所言之寒虚相搏近似。然此证已不多有，即曰仲景当时或竟多此脱证，要知虚脱之寒，亦非在表之寒。于脉当迟细沉伏，必无浮紧之理。况乎当日之㖞僻不遂，昏不识人者，岂其无一肝阳上扰之证，而乃直以脉浮而紧，寒虚相搏，定为大纲。止知有在表之寒邪，而不知有内蕴之风火，明是粗知医说者，附会伤寒在表之脉象，摹仿仲师句法，造此臆说，误尽苍生。而谓仲景能为此病情脉象枘凿不合之无稽之言，其何可信。〔批：抽茧剥蕉，层层都到，然后知《金匮》此节，竟不可解，疑到后人摹仿为之，亦是可信。似此咄咄逼人，有情有理，非有真识力真见解者，安能道其只字〕寿颐以为今本《金匮》之中风历节病一篇，文义庞杂，几于全不可解。其论中风，又止此三节，不伦不类，必不足以发明此中精义，当是残缺之余，掇拾为之。讹误脱佚，皆所不免。若就今本言之，实属无可索解。《医宗金鉴》于此两节，曾有订正，则亦明知脉浮而紧，寒虚相搏之说，与㖞僻不遂之中风，不能符合。乃欲以下节之脉迟而缓六句，与此节首六句互易，无如于义仍有难通，则又为之改窜，以强求其可解。纵使所改者果有至理，亦是自我作古，终不能谓古人之必如吾意，况乎所改亦未必精当耶。原夫古今贤哲，于《金匮》一书，不敢轻加评骘者，本是尊重仲师之意。诚以吾邦医学，发源最早，而中古旧籍久已无传。惟仲景之书，论证列方，颇多可信，已是医者中最古之本，自当为之推阐发明，以扬国粹，万不容轻肆驳斥，致启后学荒经蔑古之心。而寿颐则谓今之《金匮要略》，已是宋人手录之本，去仲景之世甚远，辗转流传，盖亦久失庐山真面。陈氏《书录解题》，明谓其得于蠹简之中，则断烂不完，已可想见，所以是书之不可解者最多。尚非如《伤寒论》之仅为王叔和重编者，所可一例而论。〔批：此层亦是实情，既出于蠹简之中，又安能必其无浅人点窜之弊〕果能灼知其可疑，而别有确切之发明，正不妨佐证病情，说明源委，以求其实在之效用，亦非妄肆空谈，轻诋往哲。且此节分在经、在络、入腑、入脏数条，即以寒风外薄言之，亦不应重门洞开，俄顷之间，即能深入腑脏，以意测之，亦颇不近于理，况乎于古无征，于今不信，似此凭空虚构之言，恐非仲景真本所固有。即曰果是仲师手笔，则当时本不知脑神经之作用，仅凭理想而生误会，亦是情理之常。今既确有所知，亟为更正，庸何伤于仲师日月之明。〔批：开诚布公，教人尊重仲师，须从实在治验上注意，不当徒慕虚名，随声附和，方于学问病机，胥有实用。是真能读仲师书，而真能尊敬仲师者〕如必以仲师之故，而姑为曲曲附会，勉强敷衍，不顾情理之难安，则适以厚诬古人，重欺来哲，吾知真能尊崇仲圣者，不当如此。敢冒天下之大不韪，直抒己见，就正高贤，破除泥古之嫌，冀为斯道表明其真相，凡以实事求是，庶几治疗之得效耳。固非师心自用，妄论前人短长也。若曰蔑古，则余岂敢！

其第四节曰：寸口脉迟而缓，迟则为寒，缓则为虚。荣缓则为亡血，卫缓则为中风。邪气中经，则身痒而瘾疹。心气不足，邪气入中，则胸满而短气。寿颐按：《金匮》此节之所谓中风，更不可通。身痒瘾疹，乃风热在表，或其人本有蕴热，而微风束之，肌肤之热，不得外泄，于是起块发瘰，痒搔遍体。今三吴之俗，谓之风疹块，是肌腠间极浅极轻之病。虽亦可谓之风邪，而何得与上节㖞僻不遂，不仁不识之中风，连类而书，相提并论。乃观本节全文，则曰脉迟而缓，迟则为寒，缓则为虚，已与风热之瘾疹，显然矛盾。且更郑重其辞曰，荣缓亡血，卫缓中风。不伦不类，文义亦不能贯串。且以身痒瘾疹皮毛之病，而谓之邪气中经。据病理而言，确是风热侵袭肌腠，其说似无不可。然上节则曰邪在于经，即重不胜。语气又复不符，岂有同在一篇之中，而忽彼忽此，自相矛盾，竟无一定宗旨之理？而谓仲师手笔，有如是之模糊隐约，疑是疑非者乎？要知今本《金匮要略》，似此不可索解者最多，皆当存而不论。既不能强为疏通，削足适履，亦不当随文敷衍，虚与委蛇。其心气不足，邪气入中，胸满短气三句，亦是不相联属之文。而为之注者，无不望文生义，勉强敷衍，费尽心力，终不可通，亦何苦耶！寿颐又按:《巢氏病源候论》谓人皮肤虚为风邪所折，则起瘾疹。又谓邪气客于皮肤，复逢风寒相折，则起风瘙瘾轸。《千金方》谓风邪客于肌肤，虚痒成风轸瘙疮。(瘾之与隐，疹之与轸，皆古今字可见身痒瘾疹，止是微风郁于肌肤之病。《金匮》此条，不为《病源》《千金》所采，则巢元方、孙思邈等，亦不以《金匮》此说为然。惟《金匮》既以瘾疹列于中风篇，益可见其所谓中风之病，皆是外风，此固唐以前之通例也。

第八节　论续命等方古人专治外因寒风而并用凉药，可见古时已是内热之证

《千金方》及《外台秘要》两书，中风之方最多，约举其例，皆续命汤，麻、桂、姜、附之类也。而所治之证，则昏愦暴仆，痰壅涎流，痉厥瘛疭，㖞僻不遂，皆在其中。忖度其意，盖谓此等见证，无一非凛烈之寒风，直犯经络腑脏之病，故用药必辛散解表，燥热温中，双管齐下。此固自汉迄唐，治疗中风之恒例也。读《甲乙经》所谓偏中邪风，击仆偏枯，及《金匮》脉浮而紧，寒虚相搏两条，未尝不脉证病情若合符节。然试以所见之昏眩猝仆者言之，则无非肝火内扰，木郁生风，气火上升，痰涎逆涌。岂不与古人之概投温散者，大相背谬？岂古人之暴仆者，皆属虚寒，果运会推移，不可

一例论耶？迨以《千金》《外台》诸方下所载病证细读之，则头眩目赤，恍惚惊择诸候，咸在其列，岂非内热生风，浮阳上扰之明证？而确然可据之寒风见证，反不多有。乃方中仍是温辛升散之品，居其多数，则古人直以肝阳上僭，内热火升者，一律作寒邪主治，得毋可骇？乃又以续命诸方所用药物熟思之，则既用附桂之温，而即兼芩、芍之清，已觉自盾自矛，不可索解。而续命散、八风散等方，则又桂、附、姜、辛、膏、芩、大黄，一炉同冶，更莫测其主义之何在。景岳所谓水火冰炭，诚非虚语。〔批：于古人温燥方中，寻出寒凉之药，以证古时之病，亦是内热生风，最是真据。而说者犹曰古是外风，今是内风，得毋仍在梦中说梦〕要之其所治之病，必有内热可征，而后需此寒凉之药，于此可见古之所谓中风，虽曰当时或多寒证，而亦必有菀热昭著，肝火内燔者。然诸方之中，犹必以桂、附、麻、辛，杂然并列，而不问其性情之不合，臭味之不投，则亦习俗相沿，视为成例，而不自觉悟耳。然则古书诸方，即使古人用之，亦必不能确合病情，发生效力。而以返观乡曲俗医，犹多依傍古方，以治火升、痰升之昏仆者。舌裂唇焦，如遭炮烙，哀号谁诉惨不可言。此虽学之不明，徒读父书，适以偾事。而古人之千方一律，当亦不能不任其咎者矣。

第九节 论古书所谓真中风之病必不多有

汉唐之世，皆以喎僻不遂，昏仆不仁，痰涎壅塞等证，谓之中风，固无不以为真是外来之贼风中人也。直至金元以降，类中之说，日渐昌明，而后知猝然暴仆，昏瞀痰迷之中风，固多不出户庭，未尝蒙犯邪风者。此晚近医家所谓真中、类中之界限，实即外风、内风之畛域。然自真中、类中显然分别之后，则类中之病所在多有，而所谓真中者，不可复觏。丹溪有言，西北地高，风寒燥烈，故有真为风邪所中者，此亦悬拟之辞，可见真中之病，在丹溪亦未必一见。且可知中土平原之地，东南燠烋之乡，固多内动风阳，气升火升之病，而果为寒风外袭，可用古人发表温中之剂者，盖已几几乎为理之所必无者矣。又证之以《玉机微义》（明·徐用诚撰，刘纯续增）曰：余居凉州，其地高阜，四时多风少雨，天气常寒，每见中风或暴死者有之。时洪武乙亥秋八月，大风起自西北，时甘州城外，路死者数人，余亦始悟经谓西北之折风，伤人至病暴死之旨，丹溪之言，有所本也云云。〔批：必如是而始，可谓之真中风。则可知此证，必不多有〕寿颐所见古书，惟此节可为寒风中人，暴病猝死之确证，始能吻合真中风之名义。而于《千金》《外台》之中风各方，皆以温中散表为主者，可为对证之药。然惟西北绝塞，乃有此偶然之戾气，若在中原人烟稠密之区，何致多此非常之奇变，而古人药剂，竟复叠重累，立数十百方而未已者。初不解汉魏六朝隋唐之世，何以得此许多对药之病，意者古时西域初通，发现此种奇病，因而交相研究，制成此大同小异之汤散。抑且古人最重师承，一人唱之于前，自必有数十百人和之于后。积之既久，而中风之病，既共知为一大证，斯中风之方，遂成此一大部。况乎汉唐畿辅，皆在关中，本是西北刚燥之地，不啻与甘凉为邻，有此寒风，亦固其所。〔批：推想古人所以多此一派方药之故，确是古人必有此种心理〕今者地日辟而生齿日繁，甘新伊凉，亦已人迹富庶，气候日即于温和，已与内地不甚歧异。而《玉机微义》所记本是偶然，又何可据以为病理之常。况在荆豫徐扬之域，天气和煦，地脉温柔，本少严肃风景，更安能徒读古书，妄用燥烈辛温，以铄真阴而耗人元气。〔批：又是真情实理〕盖所谓真中风者，既必以外有感触寒风为准，则凡猝眩昏仆之未遇暴风者，自不得谬讬于真中之名义，尤不能妄用古人之成方。且果有如《玉机微义》之所云，则其人必肢冷脉伏，面白唇青，与猝暴之中寒病相等。古有参附汤、三生饮诸法，即为此证而设。当其暴仆僵绝之时，亦非续命诸方，亦温亦清者，所能胜任而救急。惟内风陡动之候，间亦有真阳式微之脱证，身寒脉伏，或汗出如油，冷汗如珠，喘鼾欲绝，皆须参附大剂，急起直追，庶可希冀什一。此其证情治法，颇与真中寒风者，同一理例，而实非外风外寒之病。参附主治，专在温中，亦非续命诸方之泛而不切者可以倖图一效。又有外触暴风，邪入经络，忽然口眼㖞斜，声音謇濇，而尚无神志昏昧，语言迷惘诸证，则果是外因风邪，按之病情字义，亦可谓之真中风。但仅是经络为病，虽面目㖞僻，而举止动作，仍不改常，只须通经宣络，兼以轻疏泄邪，亦易得效，尚无需于续命之桂、附、麻黄，温散太过。亦有猝遇邪风，口眼㖞僻，而兼舌謇言糊，精神举动顿失常度者，则其因虽是邪风外袭，而实则中无所主，根本暗摇，适以外风引动内风，亦当从内风主治，急急摄纳潜阳，固其本根，误与疏风，其蹶立至。而续命等方辛散温升，均是大禁。此又明明兼有外风，而《千金》《外台》之通治中风诸方，亦复不能适用，更可证真中风之果属外因者，实是不可多得，而恰合续命诸方之病情者，抑且必不一见。〔批：竟将古人真中风之病证方药，一概驳斥净尽，何其胆大乃尔。然似此层层辨析，而续命诸方竟无对药之病，则亦不得谓作者之妄作聪明，盖惟见得到乃说得出耳〕寿颐不敏，敢谓中风一证，自唐以前，既一误于只有外风而无内风。金元以下，又再误于中经络、中腑、中脏之三大纲，究竟皆是凿空，百无一验。所以自古迄今，凡百医书，无一不有中风之方论，而亦无一不梦中说梦，呓语喃喃，此实吾国医学中之绝大怪事，世果有读书明理，潜心体验之通人，当不河汉乎斯言。

第十节　论张伯龙之类中秘旨

张伯龙，名士骧，山东蓬莱人。著《雪雅堂医案》，有“类中秘旨”一篇，二千余言。援据西医血冲脑经之说，而畅言其源委，最能发明此病之实在，治医者必读此，而始知前人所论，似是而非，皆不足据。若西医之说，在彼以剖验得之，固有确实证据。然习国医学者，惯见汉唐以下议论，而不能推测其所以然之故，则亦不敢深信。非得伯龙氏据《素问》气血并走于上，则为大厥一条，以互证之，则是病之原理，必不足以标示天下。即西医之说，彼亦止能言其然，而不能知其所以然之病理，断不能语以《素问》大厥之旨。伯龙独能融会而贯通之，始知国医之说理真切，绝非新学之研究形色者，所可作一例观。伯龙此论，虽若为是病别开生面，实则拨云雾而见青天，始为世界放一光明景象。从此二千余年迷离恍惚之中风一病，乃有一定不移之切实治法。岂独谈国医者，从古无此经验，即治新学者，亦万万无此理论，无此实效。功德及人，夫岂浅鲜。自称秘旨，询非虚语。然寿颐读之，而更有说焉。内动之风，发源于气火之上冲，固是不易之定理。惟自丹溪西北有真中风，东南为湿热痰之说，印入人心，学者鲜不谓气火上升之证，盛于东南，而必不可以概西北。然自河间主火之说创之于先，而是病始有门径可寻。今更得伯龙潜镇之法继之于后，而是病竟有捷效可据。河间北人，伯龙亦北人也。其亦可以悟彻此中真理，而不必拘拘于其人其地乎！伯龙于光绪中叶，尝来沪上，其《雪雅堂医案》，即在甲辰年用活字版排印，小小两册，颇不显于世。然似此精确不刊之名论，决不与草木同腐。寿颐以壬子之春，得见于友人斋头。读其论证处方，理法切实，而用药亦朴茂沉着，颇觉北方浑厚气象，隐隐然流露于字里行间。显然与江浙之轻灵者，迥然各异其旨趣。而是论之屏绝浮言，独标真义，尤为二千年来绝无仅有之作。已将其医案手录一遍，留待问世。寿颐拟辑古今医案加以申义，名之曰《古今医案平议》，已分类编纂，粗具条理。如伤寒、温热、杂病、女、幼、外疡诸科，各为一编，以免繁重。今伤寒温热，及内风脑神经病两种，已大略脱稿，其余诸科，尚未润色完备。伯龙之《雪雅堂医案》，则绍兴裘君吉生氏，又重刻行世。而于“类中秘旨”一篇，亦已参入拙见，间为订正，以求至当。兹辑是编，即以旧稿稍稍整理，备录如下，就正有道此乃轩岐神圣有灵，不忍病家之永永无告，而假手吾侪，俾得远绍三千年前医学之正轨，斯亦国粹存亡继绝之一大纪念也，不其懿欤！

伯龙氏曰：类中一病，猝倒无知，牙关紧闭，危在顷刻，或见痰，或不见痰。李东垣主气虚，而治法用和脏腑，通经络，攻邪多于扶正，屡试少验。

寿颐按：东垣之论类中，谓阳之气以天地之疾风名之，此中风者，非外来风邪，乃本气自病也。凡人年逾四十，气衰之际，或忧喜忿怒，伤其气者，多有此疾，壮盛之时无有也。若肥盛者，则间有之，亦是形盛气衰耳。治法当和脏腑，通经络，便是治气云云。虽能知其非是外风，然主气虚立论，貌视之似亦探本穷源，谁得以为不合于理，实则最是浮泛之谈。邪气所凑，其气必虚，无论何病，无不可以气虚二字笼统罩上，冠冕堂皇，自欺欺人，最无意味。且果是气虚，则治法自当以补气为主。东垣一生，专以“补中益气”四字为其全副精神。然试问昏瞀猝倒之时，气升火升，痰涎壅塞，参、芪、升、柴，是否可投？此在粗知医药者，皆能知其不可妄试。（批驳斥气虚之说，以为空话。乍闻之，未免可疑。然似此反复说来，又是确论。东垣有知，其何以自解。则不宜于益气之治者，又乌得泛称之为气虚？盖此病之火气痰泛溢上冲，正《素问》所谓气血并走于上之候。血与气并，则为实焉。经有明训，虽病本为虚，而病标则实。当此猝暴为变，治标为急。况乎标实本虚，正是反对，万不能舍其现状之壅塞于不问，而远顾其根本之虚。〔批：更说到病是气实，则东垣所谓虚者，真是梦中说梦，妄不可听矣。〕则东垣所谓四十气衰，形盛气衰二层，纵能确合猝仆之本源，言之成理，而不能准此大旨，以为治疗，是为玉卮无当，不适于用，远不及河间主火，丹溪主痰之切实。近有王清任之《医林改错》，用黄芪四两为剂，加入通络药数味，自谓能治此病，则即从东垣气虚之说附会为之。不知芪能助其气火之升，痰涎上壅，抱薪救火，非徒无益，而又害之，甚矣！纸上谈兵，而全无真实体验之为害厉也。即东垣所谓治法当和脏腑，通经络之两层，又与气虚之旨，各不相谋，且亦是泛辞，急病缓投，何能有济？而东垣又有中血脉者，以小续命汤加减；中腑者，以三化汤通利等说；更谓养血通气，主以大秦艽汤，羌活愈风汤云云。皆是胡言乱道，信口雌黄，亦且与其自己所说之气虚两字，毫不相应。盖既非外风，何以可用续命、愈风之方？且既是气虚，何以又可用三化汤之通利？而大秦艽汤、羌活愈风汤，又何能养血通气？可见东垣于此，竟无一线见解，所以议论忽东忽西，自矛自盾，徒为浮浮不切之言，拾他人唾余，以取盈篇幅，最为鄙陋。〔批：东垣此论，本是勉强敷衍，全无实用。今既如此说明，竟觉得李氏所说，无一字不是荒谬。读古人书，安得不自具只眼。〕惟俗学慕其金元大家之虚名，谈类中者，恒节取其气虚二字，自谓能读东垣之书，姑申是议以告学者。而陋者犹有套用补中益气之成方，以治肝阳上逆之病，则木已摇而又拔之，适以速其蹶矣！亦知脾胃之虚，清阳下陷者，宜于升。而肝肾之虚，浮阳上浮者，必不可升耶！寿颐每谓金元四家，惟东垣之书，文义最为不顺，即其医理，亦时有未尽清彻者。试观此节所引，已可概见。伯龙于此，借作点缀，而随手撇开是也。惟刘河间谓将息失宜，心火暴盛，肾水虚衰。丹溪又赞之曰：河间谓中风由将息失宜，水不制火者极是。余又参之厥逆一证，《素问·调经论》谓气之所并为血虚，血之所并为气虚，有者为实，无者为虚。今血与气相失，故为虚焉；血与气并，则为实焉。血气并走于上，则为大厥，厥则暴死，气复反则生，不反则死。〔批：伯龙之绝大发明，全从《素问》此说悟入。是读书之得间处，学者至不可忽略。

此即今之所谓猝倒暴仆之中风，亦即痰火上壅之中风。证是上实，而上实由于下虚，则其上虽实，而亦为假实。纵其甚者，止宜少少清理，不得恣意疏泄。而其下之虚，确是真虚，苟无实证可据，即当镇摄培补，寿颐按：上实本于下虚，盖谓虚阳之上升，即本于真阴之不足。原其始而要其终，谓之假实，似无不可。然当其气火俱浮，痰涎涌塞之时，闭窒有余，必不可仍以为假。盖虽非外来之实邪，而为气、为火、为痰，无一非实病之确据。降气、清火、开痰，又无一非卖病之治法。乃伯龙氏竟谓上实亦为假实，殊有语病。且少少清理，不得恣意疏泄两句，亦欠斟酌。夫以气火奔腾，浊痰窒塞之时，急急清理，犹虞不及，而顾可病重药轻，养痈贻害，有是理乎？且病非外邪，识之既真，又何致有恣意疏泄之误。伯龙此说，盖犹认其尚有外来之邪，所谓“清理疏泄”四字，仍主外感一面言之，殊可不必。至于“镇摄培补”四字，一气呵成，尤其不妥。气升火升，镇摄是也。若曰培补，则滋腻之药，岂浊痰壅塞之时所堪妄试，此中分寸，不可不知。〔批：伯龙此节，自有语病，假实真虚，两两对照，尤其不妥。总之欲用滋腻，而不悟其害。得山雷逐层洗刷，而病理之真情毕露，则伯龙之误，亦堪共信。是真能为伯龙补过者，伯龙若在，亦当佩此诤友。〕今西国医家，以中风证为血冲脑气筋之病，谓人身知觉运动，皆主于脑，可以兔与鹊试之。余尝以二兔，用针锥伤其脑，以试验此说之是否可信，一则伤其前脑，而即以僵仆不动，然自能饮食，越十余日不死；一则伤其后脑，而时时奔走，遇物碍之则仆，而不知饮食，数日饿毙。因此悟及《素问》血气并走于上，则为大厥，厥则暴死之病，即今所谓中风猝仆，不知人事之病，益信西医血冲脑气筋之说，与《素问》暗合，可以互相引证。〔批：此是实地试验，而知觉运动各有专主。阐发病情，犹在西人解剖之上。〕盖皆由木火内动，肝风上扬，以致血气并走于上，冲激前后脑气筋，而为昏不知人，倾跌猝倒，肢体不用诸证。〔批：此说最精，真是二千年来从未发明之秘。〕寿颐按：据伯龙此说，则前后二脑分司运动知觉，前脑专主运动，故受伤则不能运动，而知觉未泯。

后脑专主知觉，故受伤则知觉已失，而运动如常。考西人解剖之学，脑部分析界限颇细，不独分为二部，然约举之，亦以大小脑分别两系。大脑即前脑，小脑即后脑也。神经之说，治西学者，皆谓导源于脑及脊髓，而分布于肢体百骸。凡全体之运动知觉，无一不系属于神经，而统之于脑，此理之有可信者。但知觉之与运动二者，新学家尚多浑融言之，不能分别统系，以何者专司知觉，何者专司运动。盖解剖时之可以细细检验者，无非据尸体剖割观其支分派别，而其人已死，气血俱停，徒具血肉之形骸，久失性灵之作用，更安能辨别其有生之时，动作行为，若何结构，此则治解剖学者，无可奈何之缺憾，而亦万万无术以补救此缺憾者。今伯龙氏能知前脑主运动，后脑主知觉，既据实验得之，其说固自可信。然则昏瞀暴仆之中风，有或失知觉，或失运动之各异者，即其气火上升，迫血入脑，激乱脑神经之或在前，或在后耳。由是推之，而是病之或为口眼㖞斜，或为语言蹇濇，或为半身不遂，或为全体瘫废，或则知觉已失而运动无难，或则举动不仁而知识未泯，皆其神经之震动。属于何部，则其部之不用随之，虽见证各有不同，而皆是气血冲脑，神经失其作用，有以致此。所以病发猝暴，顷刻而来，无论其他何种病证，绝无如此迅疾者。则电气作用，虽路逾万里，间隔重洋，无不一气呵成。此动彼应，捷于影响，此又证以科学原理，而万无可疑者也。但木火上冲，有虚有实。其实者，如小儿之急惊，周身搐搦，用清肝通大便药，一二剂即愈。寿颐按：小儿之急惊，虽曰木火自盛，有似实证。要之幼稚之体，阴血未充，阳气偏旺，俗称小儿为纯阳者，即以阴分不足而言，故有肝火暴动，激动热痰，上扰生风，发为抽搐瘛疭，甚则痉厥，俗名惊风。皆是内风自动，是以为病暴疾，与大人之猝然昏仆者不异，不得以大人之中风为虚病，而小儿之惊风为实病也。〔批：小儿之急惊，即是大人之内风猝动，证情治法，无不皆同。然古今医家，尚无此直捷爽快语。〕伯龙此说，似尚未允，惟小儿无情欲之病，其阴虚也，乃发育之未足，非戕贼之损伤，确与成人之阴虚者不同，是以伯龙云然，读者不可以辞害意。其虚者，则真水不充，不能涵木，肝阳内动，生风上扬，激犯脑经，因而口眼㖞斜，手足搐搦，口不能言，或为僵仆，或为瘫痪。余习医十余年，于此证留心试验，实证甚少。〔批："实证甚少"一句，殊未妥洽。观注中为伯龙说明用意，乃始恍然大悟。〕间或有之，亦只用清火药数服可愈，断不可再用风药，再行升散，愈散则风愈动，因此而气不复反以死者多矣。寿颐按：此所谓实，乃指外感之实邪而言，以其风自内动，本无外感之邪，故曰实证甚少。然须知气火上升，挟痰上壅，已无一而非实证，即清肝火而降气降痰，又无一非实证之治法。伯龙之意，必以外感风邪谓之实证，而气升痰塞则不以为实，故曰间或有之，止用清火，不可再用风药升散。其论实证，自有语病。且因此而遂以气升痰塞之实证，并认为肾水之虚，乃有开手即用二地、阿胶之误，读者不可不察。又按：伯龙所谓清火药者，即是清肝之药，如羚羊角、石决明、真珠母、玳瑁、龙、牡之类，非仅三黄、栀、翘、石膏等可知。即上文所谓小儿急惊用清肝之意。然亦必合之化痰潜降，镇坠摄纳，则气、火、痰三者俱平，血不上冲，脑不受激，始有捷效。至于水虚而不能涵木，肝风自动，风乘火势而益煽其狂飚，火借风威而愈张其烈焰，一转瞬间，有如山鸣谷应，走石飞沙，以致气血交并于上，冲激脑气筋者。当用潜阳滋降，镇摄肝肾之法，如龟板、磁石、甘菊、阿胶、黑豆衣、女贞子、生熟地、蝉蜕为剂。微见热，加石斛；小便多，加龙齿；大便不通，加麻仁。服一二日后，其风自息。三曰后，再加归身，其应如神。寿颐按：伯龙分虚实两层，以肝火独旺者为实，以肾水不足者为虚，虽有微别，却无大异。盖真阴若充，肝阳亦必不动，肝之动，无不本于阴之虚。但此病既发，多挟痰浊上扰，若顾其虚，即宜滋补，而滋腻之药，皆与痰壅不合。伯龙既以虚实分条，则对于虚者，自不得不兼用阿胶、二地等药。然试问痰涎上壅者，于此胶、地是否相宜？窃恐一经说明，即伯龙亦当觉悟。惟风火相煽，而并无痰塞者，或可用之。

此乃至要之关键，不可不分别清楚者。〔批：伯龙治法，尚是大醇小疵，而所述各药，亦未尽精当。盖初有发明，原是大辂椎轮，粗具形式，必赖有后起之人，琢磨一番，方能精切。今得此编，而细腻熨贴，无微不至，真是伯龙之莫大功臣。〕此法用之于初起之日，无论口眼㖞斜，昏迷不醒，热痰上壅，手足不遂皆效。若用小续命汤，及四逆等法，则水源立绝，血之并于上者，不能下降，不可救药。若以东垣气虚之说，而用参、芪、术，则气壅血凝，亦不能下降，势必迁延日久，经络窒塞，而成瘫痪，即再遇名贤，复用潜镇息风之法，亦不过苟延残喘，而偏枯废疾，终不可治矣。〔批：笃信好古者，必须熟读此条，方不误事。〕寿颐按：伯龙之论内风，援引西医血冲脑之实验，能推阐其所以冲脑之源委，藉以证实《素问》血菀于上，气血并走于上之真旨，不仅国医之读《素问》者，从无一人悟到此理，即谈新学者，亦万不能勘得如此切实。而治法以“潜镇摄纳”四字为主，波澜大定，魂梦俱安，最是探骊得珠，擒贼擒王手段。悬之国门，而必不能增损一字者。惟临证之时，但当守此大旨以为准则，亦不必拘拘于此篇所述药味。愚谓潜阳镇逆，必以介类为第一主药，如真珠母、紫贝齿、玳瑁、石决明、牡蛎之类，咸寒沉降，能定奔腾之气火。而气味俱清，不碍痰浊，最为上乘。金石药中，则龙齿、磁石、石英、玄精石、青铅、铁落之属，皆有镇坠收摄之功。而平肝化痰，具有通灵之性情者，则羚羊角、猴枣尤为神应。若草木类之木瓜、白芍、楝实，则力量较弱，可以辅佐，非专阃材也。若龟板、鳖甲，亦是潜阳沉降之品，但富有脂膏，已趋重于毓阴一路，必也水亏木旺，而痰涎尚未上壅者为宜，有痰则已嫌滋腻，尚须审慎。若生地、石斛、玄参、黑豆之属，皆清热养阴之品，亦惟津伤热炽而无痰者，均可采用。苟有痰塞，则甘寒粘腻，适以助其壅滞，其弊不小。而人参、阿胶、鸡子黄等，尤为滋填厚味，在真阴告匮，龙雷猝乘，已见目合口开，撒手遗溺脱证之时：非此恋阴益液，和入大剂潜镇队中，亦难留恋阴阳，希冀什一。〔批：历举应用诸药，而一一说明其实在之效力，始觉伯龙所述数味，未尽稳惬，此作者之金针度人也。〕若其气火升腾，挟痰逆涌，尚在本虚标实之际，未至真元欲脱者，犹恐滋腻助痰，非可轻试。或在潜降之后，气火渐平，神志渐定，痰塞已开，胃气来苏之时，用以固阴益液，则即仲景复脉汤善后之成法。诚以此等厚腻性质，补阴有余，碍胃实甚，且必暗助浊阴，反增痰气负嵎之势，所以气火方张，痰壅涎流者，万万不可妄试。若夫甘菊、蝉蜕，则轻泄外风，亦以疏达肝木，与桑叶、蒺藜、天麻、胡麻等相类。对于此证，止可为辅佐之品，皆非主任要药。至于归身一物，世俗无不视为补阴补血上品，其实脂液虽富，而气烈味辛，走窜有余，滋填不足，本是血中气药，非纯粹补血之物。此病在浮阳上浮之时，惟镇定为急，亦断不能投此辛升温散，扰之使动，尤恐火上添油，为虎傅翼。〔批：谓当归是辛温上升，走而不守，亦药性之实在，人所未必能知者也。〕颐愚于此，不敢强为赞同。又此病之最着重处，在浊痰壅塞一层。盖以阴虚于下，阳浮于上，必挟其胸中浊阴，泛而上溢，蔽塞性灵，上蒙清窍，以致目瞑耳聋，舌謇语塞，神昏志乱，手足不随。若以中医理想之词，姑备一说，未始非浊痰窒塞经隧为病。是以昏瞀之时，痰塞涎流，十恒八九。愚谓潜降急矣，而开痰亦不可缓，则半、贝、胆星、菖蒲、远志、竹黄、竹沥之属，皆不可少。近多以猴枣治热痰，甚有捷效。〔批：补出化痰一层，最是此病要药。〕又有龙脑、麝香，芳烈走窜，开泄无度，耗散正气，抑且香气上升，反以助桀为虐，扰乱神志，逼痰入络，酿成癫痫，不可妄试。而俗医见其痰塞昏迷，谬谓痰热蒙其心窍，辄以《局方》苏合香丸、至宝丹、牛黄清心丸之类，大香大开，反以助其气火上激，何异藉寇兵而赍盗粮，必多一蹶不振。是即《素问》所谓气不反则死者，固不独气虚欲脱之危候，恐其耗气而不可用也。〔批：说明香窜开窍之害，为世俗开一觉悟法门，亦此病之紧要关键。〕寿颐按：市肆中治小儿急惊风之通用丸散，价值颇昂，无非以脑麝之芳香走窜，开窍通络为主，其意谓是热痰壅塞，原属闭证，闭者开之，当是正治。不知痰之塞，由于气之升，而气之升，即是肝阳迫血上冲入脑为患，与脱证之元气不支者，相去止此一间，宜摄纳而不宜开泄，误与芳香，甚者即飞越散亡而不可救；其轻者，亦使痰涎窜入经络，抑且开门揖盗，导之直入心包，或为神呆肢废，痼疾不瘳；或为癫痫缠绵，不时频发。而昏瞀暴仆者，俗人亦误认为闭塞之病，宜于开窍，则气火愈浮，脑经更乱，立蹶者多。即不然而神经之功用不复，㖞斜瘫痪，神志昏迷，俱不可治，皆此脑麝之贵重药有以致之。而普天下病家皆不知，即医者亦多未知此弊。古今医书，皆未论及，惟王氏孟英案初编一卷，谓癸卯冬至前一日，管大中丞气从溺脱，当以参附挽回者。及孟英至而痰药、痧药、风药灌之遍矣，须臾而卒。隐隐然说出脑麝开窍之害，而言之未详，读者或未悟其意，兹备述而申明之，不仅治医者，不可不知此理，即家庭之间，亦当知所鉴戒者也。至若舌苔浊厚之实痰凝塞，则虽稀涎散、礞石滚痰丸、控涎丹、青州白丸子等猛烈重药，亦所不避。寿颐按：此皆镇坠下达之物，以治气升、火升、痰升，正是对病要药，苟在体质壮盛者，殊可无虑，不比脑麝芳香，助其上升耗散，此药理之有可凭，而亦药性之确可信者。然俗医皆不知，宁用彼而不用此，则以价贵之物，杀人无怨，而瞑眩之药，救人无功，见识不真，与时俯仰，此医道之所以暗昧，而枉死之所以接踵也。哀哉！〔批：慨乎言之，切中世俗心理。医者能破除此等世情，乃可以任托孤寄命之重，然非识力到此地步，亦非易言也。〕而伯龙于此，独无治痰之法，虽其意专为阴虚之人设法，然阴虚于下，亦多痰壅于上，不备此法，终是缺典。且在既经潜降之后，即火势已平，风波已定，可以渐授养液育阴之时，亦必与顺气化痰之法，相辅而行，方不致中气无权，浊痰复聚。否则气机不利，浊阴不开，虽得暂庆安澜，亦必乘机窃发，一波乍平，一波又起，此又治内风之一大关键也。至谓误用参、芪、术者，必至气壅血凝，不能下降，良由参、术多脂，芪复升举，浊腻之物，厚重不灵，则脑神经之功用不复，经络窒塞，瘫痪不随，终为废疾，不可复愈，亦是确论。此寿颐所以谓东垣气虚一说之全无真实体验者也。〔批：驳尽东垣，不为稍留余地，见理既真，那怕腐儒咋舌。〕奈何伯龙于此，反欲用生熟二地于发病之初，则滋填粘腻，必视参、芪、术为尤甚，其阴柔之性，更易助痰为害。而伯龙竟不觉悟，得毋明察秋毫，而不能自见其睫？此则寿颐所不敢随声附和，而阿私所好者矣！

伯龙又曰：西医脑气筋之说，盖即《内经》所谓经脉络脉。但西医剖割验病，不知凡几，吾中土无此残忍。且彼有显微之镜，窥见症结，故能分得清楚，知经络之俱从脑中而出。盖脑如树根，筋如枝叶，根一动则枝叶未有不动者。此则西医之长，吾中土之人所宜宗之者也。

寿颐按：西学脑筋之说，其始译西人之书者，译之为脑气筋。（咸丰时，江宁管氏，译英医《合信氏全体新论》）东瀛人则译之为神经。今通称之为脑经者，以其发源于脑，而分布于全体也。寿颐谓筋是附骨之筋，坚韧之质，所以连属骨节而利机关。今之译西书者，谓之韧带，无运行之性。〔批：认得真实，方能辨得清楚。〕惟经字是经脉之经，吾国医学，本以十二经络及奇经八脉，为全体气血循行之道路，则脑经司一身之知觉运动，有运行传递之功用。以训诂之学言之，当作脑经为长，知旧译之作脑气筋者，尚未尽稳惬。所以近人译书，亦不复用。若东人之译为神经者，则以其分布全体，而为知觉运动之主宰，有神妙不可思议之意，其命名甚为允当。但中医十二经络及奇经八脉之说，本以血络循环，周流不息言之，是全体之脉道。以言西学，则即译书之所谓发血管、迴血管（东瀛人译为动脉静脉），乃发源于心房，以周行于全体者。而脑筋则发源于脑及脊髓，以分支于四体百骸。译书谓脑之神经共有十二对，脊髓神经共有三十二对，皆是髓质，而主一身之知觉运动，此西学之所谓血管及脑经之大旨，各是一类，不可混淆。伯龙此节，乃谓西医脑经之说，即《内经》之所谓经络脉络。又谓西人知经脉之俱从脑出，则伯龙氏未尝以西人学说详考之而误会者也。

伯龙又曰：中风一证，肾水虚而内风动者多，若真为外来之风所中者则甚少，此当分内风、外风二证。其外来之中风，“中”字当读去声，如矢石之中人。然外邪伤人，必由渐而入，自浅及深。虽有次第传变，必有恶风、恶寒见证。纵在极虚之体，万无毫不自觉，而猝为邪风所侵，即已深入五脏，昏迷不醒之理。当有凛寒身势，或手足麻木及疼痛等证。其内动之中风，则“中”字当读平声，是为肝风自中而发，由于水亏木动，火炽风生而气血上奔，痰涎猝壅，此即《素问》气血并走于上之大厥，亦即西医所谓血冲脑经。若激扰后脑，则昏不知人；激扰前脑，则肢体不动；激扰一边，则口眼㖞斜，或为半身不遂，左右瘫痪等证。是以猝然昏仆，左右㖞斜，痰涎壅塞者，皆无凛寒身热外感见证。即间有微见发热者，亦无畏风恶寒也。此病而以古方中风之温升燥烈疏散之药治之，未有不轻病致重，重病致死者。盖肾水本虚，根源已竭，而下虚上实，再以风药燥药，煽狂飚之势，烁垂绝之阴，譬犹大木已摇，而飓风连至，安有不速其蹶者。所以除镇摄肝肾之外，更无别法。始知河间属火之说，最为允协。但火亦有二，有肝木自旺之火，如小儿之急惊风是也；有肾水不能制火之火，则即此病之类中风是也。〔批：伯龙此两层，分得不甚妥惬，小儿未必无虚火，大人则血气上菀，何非实火？〕若东垣所云，中血脉则口眼㖞，中腑则肢节废，中脏则命危之说，皆是肾水不足，内风煽动之证，余统以镇肝、息风、养水之药治之。若未误药于前，即如东垣所谓中血脉、中腑、中脏诸证，皆可十愈七八。且即已误药在先，而后用此法，亦可渐轻。故猝然昏倒之后，其轻者或即时而甦，或阅一二时而甦，此则正气能胜，《素问》之所谓气反则生者，即不用药亦可。寿颐按：此其眩晕猝仆之最轻者，然亦必阴虚阳冒，乃有此病。虽曰轻浅之证，可以不治，然竟不为调治，则阴愈虚而阳愈冒，势必有渐发渐剧之虑。其治法亦仍不外“潜镇摄纳”四字。惟如此之证甚轻，必无痰壅一候，则伯龙所谓养水之法，厚腻滋填乃可并用。如其有痰，则滋腻即不任受，亦在禁例。或有猝然暴脱，一蹶不醒者，则正气已绝，《素问》之所谓不反则死者，亦不及治。寿颐按：真元虚竭，龙雷猝乘，一蹶不振，固亦有之。但平居无事，而仓猝变生，竟为虚脱，亦不恒有。苟其痉厥暴作，而神志昏迷，目合手撒，踡卧遗溲，亦宜潜阳恋阴，治如上法。惟最忌芳香开窍，泄散走窜，如脑麝之属。其冷汗脉绝，面白唇青者，则四逆、参附回阳之法，亦时有效。总之病情虽属危殆，苟有一线生机，亦必当竭力图维，勉尽人力，决不可望而却步，诿为不治。〔批：蔼然仁者之言，见得医家负责之重》〕所最宜审慎者，昏仆之后，有口眼歪斜，手足不遂等证，非用镇肝养阴药数十大剂，更无别法。此即刘河间所谓将息失宜，水不制火，及薛立斋、赵养葵所谓真水枯竭者，万不能再用风药，助桀为虐，以速其毙。其寸、关脉大而两尺弱者，即肝肾虚之明证。亦不可误听东垣而用参、芪、术以增其壅塞也。寿颐按：内风上扰，气升、痰升、火升之候，其脉皆寸关大而两尺弱。甚者且有上溢入鱼，而两尺不应者。盖人之气血，止有此数，有余于上，即不足于下。脉要精微论所谓上实下虚，为厥巅疾者，正为此病之脉，描摹尽致。〔批：论脉精细，可与第二卷第二节参观。〕要知脉实于上，而其下乃虚，上实是主，下虚是宾，必当先治其上之实。但能镇而纳之，俾得下降，则气火安潜，上盛之脉自能平静，而两尺亦即有神。不当以其寸大尺弱，遽谓下虚，而投滋腻。伯龙能知参、芪、术之壅气，而不知滋水养阴之弊，助痰增壅，其害尤在参、术之上，即其误认上实下虚，双管齐下，不分缓急标本之过，所以必将“镇肝养水”四字，联为一气，终是理法未尽精密。而此节所引薛、赵诸家真水枯竭云云，是其致误之源。盖久读立斋、景岳之书，而不自知其流弊耳。

寿颐按：伯龙此节，外风内风之辨，最是清彻，虽至愚之人读之，亦能洞见症结。观此而始知古今之论中风者，无一人不在云里雾中。其论中风之“中”字，当分平、去二音，以辨内外虚实，就字义而言，可谓精切不磨，自有至理，且亦切合病情，非穿凿附会可比。但古人所以立此中风之病名者，本以外感而言。《素问》及《伤寒论》之中风，是其明证，与内动之风无涉。自汉唐以降，见理不真，遂令内外二因不能分析，竟以内动之风，亦假托此中风之名义，乃医家不辨淄渑之过，当亦上古之谈中风者所不及料。要知以内风而亦称中风，已非古人所谓中风之真义。寿颐则谓终当剔而出之，别定其名曰内风，然后名正言顺，顾名思义，即可恍然于病情之自有本真。若仍以中风为名，则虽加音注，亦恐有混淆不清之虑。此则景岳、张氏创立“非风”名称，抹煞内动之风阳者，诚有可议。而伯龙氏欲读“中”字为平声者，虽有至理，然沿习已久，必难通行。况乎古今之用此“中风”二字者，本在外来邪风一面着想，以之移属内风，实是张冠李戴，非其种者，锄而去之可耳，更不必强与周旋，别生枝节，徒以淆惑后学视听也。若谓内风之动，由于肾水虚，肝木旺，则至情至理，圣人复起而不易吾言者。但寿颐则谓“肾虚肝旺”四字，必须分作两层设法，然后病情之标本，知有缓急可分，而治法之先后，乃有次序可定。盖肾水之虚，耗于平时，为是病之本；肝木之旺，肆于俄顷，为是病之标。急则治其标，缓则培其本，先圣仪型，久有明训。〔批：笔曲而达，言明且清，似此分别缓急次序，而后病情治法，了如指掌。〕且治肾之虚，须当滋养，非厚腻不能填根本之真阴；治肝之旺，须当清理，非潜镇不能戢升腾之火焰。两法相衡，已难并行不悖。况乎火升、气溢，且挟其胸中固有之痰浊，泛滥上冒，所以此病之发，多有腻涎壅塞，气粗息高者。即使外形或无痰塞，而其实气火俱浮，中脘清阳之气，已为浊阴蒙蔽，断不能授以阴柔粘腻，助其窒滞。所以治此证者，皆当守定镇肝息风、潜阳降逆一法，而佐之以开泄痰浊，方能切合病情，而收捷效。不独中古之刚燥阳药，皆如鸩毒，即立斋、景岳诸家之滋补阴药，亦在禁例。此固仅为肝旺之标病设法，而于肾虚之本，非惟不暇兼顾，亦且必不能兼顾者。必至气逆已平，肝火已戢，痰浊不升，脉来和缓，然后徐图培本，以为善后之计。于是滋阴养液之法，始可渐渐参用，方能顾及病本之虚。若果不分次序，而于气火升浮，痰浊窒塞之初，即用滋腻与潜阳并进，方且缓摄纳之力，助浊阴之凝，一则缚贲育而使临大敌；一则藉寇兵而赍盗粮，适以偾事而有余，罪且难辞，功将安在？〔批：申明滋腻之误，说得婉婉动听〕此则伯龙“镇肝息风”四字，固寿颐之所低首下心，服膺弗失者。而独于其“养水”二字，不辨次序，即用生、熟二地于乍病之初，又寿颐所最不惬意，而期期以为未可者。惟间亦有真阴已竭，龙雷猝动，霎时暴厥，而竟有脉微欲绝，目闭口开，面青唇白，痰声曳锯，气息微续之诸般脱象。或且冷汗如油，头汗如珠，而全无肝阳见证，则必于潜降队中，加入恋阴益液之药，如人参、阿胶、鸡子黄、山萸肉等，甚者且用参、附。此为固阴回阳设法，以其阴阳俱脱，非此不可希冀于什一。其证情与肝火上升者，大是不侔，惟此是少数，不可执一以例普通之肝火。然即于此当用阴药并治之证，而熟地亦尚不可同用，嫌其浊腻太甚，未免窒塞不灵。乃伯龙反通用之于痰火升腾者，终不能不谓之千虑一失。〔批：此应用滋填以固其脱者，亦兼痰壅一证，而与肝火之挟痰上涌者不同。苟非临证功深，亦必不敢遽投大补，抑知虚脱在即，非此不治，而补药腻药反能减少其痰塞，此则虚痰与实热之痰不同，非有阅历经验者，不能道只字也。〕伯龙又谓肝木自旺之火为实火，肾水不能制火之火为虚火，而以小儿之急惊风，属于实火一类；大人之类中，属于虚火一类。其意盖谓小儿无情欲，则无肾虚，而大人类中一病，则有如东垣所谓多在中年以后者，故概谓之虚。要知小儿生长未充，即是真阴未足，所以肝木易动，多有热痰风惊一病。其肝风之内扰，即为阴不涵阳之证，与大人之内风无异，是不得分小儿大人为两类也。至若东垣之所谓中血脉、中腑、中脏三层，即本于《金匮》在经、在络、入腑、入脏一节。以病情之轻重，而认为受病之深浅，固是吾国医学家理想之能事。近今名医，无不宗之，以为辨证立方之根据。究竟似是实非，所以古之成方，均不妥帖。即欲对证用药，亦必百无一效。今则气血并走于上之理，既已证明，而血冲脑经证治，更有确据，且潜阳镇逆之法，又皆切中病情，屡经实验，则中经脉、中腑、中脏等理想旧说，已为大辂椎轮，不复适用，当然退处于淘汰之列。窃谓而今而后，皆当以气血上菀，冲激脑经之理，正其名称而定其治法。凡古人许多无谓之空言，固无一可以并存者，亦正无庸置议矣。〔批：须将二千年旧习，荡涤无余，真是医学中革故鼎新一大作家！〕

伯龙曰：《素问》所论中风，皆指外邪而言。故汉唐风药，皆主散邪，而其论病，并无神魂昏愦，直视僵仆，口眼㖞斜，牙关紧闭，语言謇涩，失音烦乱，摇头垂涎，痰壅曳锯，半身不遂，瘫痪软弱，筋骨拘挛，抽搐瘛疭，汗出遗溺等证。可知此种见证，皆非外来之风，总由内伤气血俱虚，水衰火炽而发。惟《素问·脉解篇》谓内夺而厥，则为瘖俳，此肾虚也。少阴不至者，厥也。此则明谓其精气之内夺。“瘖”，即声不能出，言语謇涩也。“俳”，即肢体偏废，半身不遂也。此河间地黄饮子及喻氏资寿解语汤二方之所由来也。（寿颐按：“夺”字，即今之“脱”字。许叔重《说文》夺字说解曰：手持隹失之。是今所谓脱失之脱，非强取之夺字。惟《说文》夺失之本义，今本诸书，已极少见。独《素问》尚作此解，乃古义古字之仅存者。盖六经古字，尽为唐人所改，古形古义，多已无存。独《素问》为技术之书，谈经学者，从不顾问。而此夺失之“夺”字，犹存告朔之饩羊，最可宝贵。〔批：又是小学之精警语。〕寿颐谓《素问》中古字颇多，甚有六经及诸子百家从未一见者。如青如草兹之“兹”，从二玄，其义为黑；肠辟之辟无水旁，其义为积，皆最古之正字正义，而诸书中已不复见，则皆为传写者改尽，惟《素问》犹偶一见之。然古今各家，竟无一人能知此义。则小学固非唐以后人所尽通，而谈医之人，尤其鲜通小学矣。若脉解篇之所谓内夺而厥，则为瘖俳。少阴不至为厥。是指肾气式微不能上行，以致失音痿废之病。即房劳过度，百脉废弛，无气以动，瘖不能声，乃肾气下脱，而《素问》亦名之为厥，与大厥、薄厥、煎厥之阳盛于上者，其病情大不相侔。盖厥之为义，逆也，不顺也。故寒亦谓之厥，热亦谓之厥。在《素问》一书，厥之为病，其状多端，本非专为一种之病名，万不能以少阴不至之厥，误认为大厥、薄厥之厥，同为一类。河间之地黄饮子，是专为内夺而厥，则为瘖俳，及少阴不至之厥立方，故以桂、附回阳，萸、戟温养，麦、味歛阴，其意极为周密。菖蒲、远志，则为浊阴上泛，痰塞喘促者开泄之法。果是肾气阴阳欲脱于下，其方自有神效。《徐洄溪医案》治沈又高续娶少艾，忽患气喘厥逆，语塞神昏，手足不举，授以是方而愈。然洄溪且谓所见类中而宜于温补者，止此一人。〔批：说明少阴不至之厥，与大厥、薄厥之厥绝然不同，则地黄饮子自不能误治大厥之病。然古今之读《素问》者，皆不能知二者之同名异病也。似此心苦，分明都是从古未知之秘，发明到此，直是娲皇炼石补天手段。〕可见病情之巧合于地黄饮子者，极为难得。而昏厥、瘖俳，痰壅喘急之由于气升、火升者，则其病最多，误用桂、附、地黄，为害又当何若？〔批：王孟英案中有地黄饮子治验，可与洄溪老人后先媲美。而叶氏《指南》中风脱证门摹仿地黄饮子诸条，殊未妥当。〕若喻嘉言之资寿解语汤一方，其意仍以为外风入脏，所以羌活、防风，尚是古人专治外风套药，且桂附与羚角并列，于意云何，太不可解，盖亦摹仿唐人诸续命汤而为之，其实万万无此对药之病。方下谓治中风脾缓，舌强不语，亦是向壁虚构，自谓尽理想之能事，而不知天下无此病情。然似此海市蜃楼，最易淆惑后学，实是吾国医学中之黑暗境界。惟喻氏于此方之后，谓肾虚舌不能言者，以此方去羌、防，加熟地、首乌、杞子、甘菊、麻仁、天门冬，治之获效云云，则即是肾气下脱之证。所以桂、附、熟地、首乌、杞子，尚合分寸，然岂不与原方之治风入脾脏云云，大相刺谬？须知嘉言定此加减之法，亦是摹仿河间地黄饮子之意，而杂入羚角，又与下脱之虚证不合。且不用远志、菖蒲，则浊痰上泛喘促者，又将何以治之？此乃摹仿河间而失其神髓，固不若地黄饮子之自有一种病情可以得效也。盖嘉言于此证之内因外因，为虚为实，全未了了，不过以意逆之，自以为是，其实大是膈膜，皆不适用。〔批：谓嘉言于中风一门，竟未知其内因外因，孰虚孰实，是他人所不敢言，而亦必不能言者。然岂独嘉言一人在暗中摸索耶！〕寿颐尝谓嘉言之书，笔锋锐利，言之足以成理，令人不能窥见其隐，是其生平之所长，可以先声夺人，实则多是理想，殊少实验。盖此公是前明遗老，初非医学专家，鼎革之后，遁迹于医，又遁迹于禅，有讬而逃，品行甚高，本不必以技术中之一席为重。若就医言医，寿颐终以为强词夺理者太多，必非此道中三折肱之真实学问。（嘉言论温病，附会经义，泥煞少阴。近贤陆九芝谓其有可杀可剐之罪，诚非苛论。然其《医门法律》及《寓意草》，亦多理想之辞，未可尽信。）若《素问》所谓煎厥、薄厥、大厥之证，则是气血上菀，肝阳甚炽，势焰方张。其忽然舌謇言糊，肢废不用者，原由气火上升，脑神经失其功用之候，正与肾气下脱之无气以动，瘖不成声者，一实一虚，一病在上，一病在下，极端相反。而谓可用桂、附、萸、戟等温肾阳药，以助其气火之升浮，更可用冬、地腻滞，以增其痰涎之壅塞乎！然古人不知有脑神经之作用，恒有误实为虚，乱投附、桂者，其害人亦已不少。而庸流无识，一见音瘖肢废，谬谓少阴不至，辄以刘氏、喻氏之成方，仓猝乱投，助其气火痰浊，一蹶不复，犹谓吾能善读《素问》，善用古方，而病终不治者，则少阴不至，内夺而厥，本是极虚极坏之证，所以桂、附回阳，尚是鞭长莫及。虽日杀数人，而终不自知其抱薪救火，焦头烂额之咎，最是黑暗地狱。较之汉唐时惯用续命汤者，说理则精深一层，而岂知玄之又玄，仍在云里雾中，痴人说梦，此地黄饮子、资寿解语二方，所以极少对药之病，而漫用之于昏瞀暴仆者，非徒无益而又害之。在他人不知是神经为病，选药不当，犹可曲谅，而伯龙则既明此理，奈何犹有此模糊疑似之见，存于胸臆。盖一则误少阴不至之厥，与大厥、薄厥之厥，同为一类，而又误读立斋、景岳、养葵之书，欲以滋填肾阴，治此大厥、薄厥之病。乃遂误会地黄饮子，可治少阴不至之厥者，亦可治此大厥、薄厥之厥。而竟不悟其一是肾阴下脱，一是肝阳上浮，病情远若天渊。下脱者自宜温补滋填，上浮者惟有潜降摄纳，治法亦同霄壤。〔批：反复申明地黄饮子不可误治肝阳上逆之厥，岂独伯龙之功臣，直是河间之益友。而天下后世病家之隐受其惠者，更不知凡几也。〕然伯龙于此，尚未体会清楚，所以语气含糊，实是大不可训。须知血冲脑经之病，必不可用地黄饮子等方，此则寿颐之所敢断言者。请以为后学正告，并以为伯龙补过可也。）又读调经论之气血并走于上则为大厥一节，然后知今之所谓中风，即《素问》之所谓大厥。景岳谓之非风，盖由阅历而来，可谓卓识，其论甚详。大旨谓非风一证，多见猝倒不省人事，皆内伤积损颓败而然，原非外感所致，古今相传，皆谓中风，则误甚云云。余谓此说甚是。惟所谓内伤颓败，未能指实。余以阅历验之，不外河间水不制火，及立斋、养葵真水枯竭之论，故一概主以养水息风镇逆之法，治效甚多。（寿颐按：内风病而讲到肾水不足，真阴不能涵阳，原是探本穷源之义，固不可谓为不是。然病发之时，痰涌者多，断非补阴腻药所可妄试。河间所谓水不制火，心火暴盛，明明注重于火之盛，其治法与伯龙氏发明之清肝息风，同是一理。然自薛立斋、赵养葵辈，借用河间“水不制火”四字之意，一变而为真水枯竭，乃注重于水之虚，虽似词一论调，实已大反其宗旨，无非为六味地黄，预为地步。至景岳又有真水竭，真火衰，及内伤颓败之泛话，皆以肾虚作内风暴动之门面语，一似欲治此病，非大剂补肾不可者。于是六味、八味、左归、右归，随笔挥洒，无不如志。既授庸医以简易之法，而用腻药于痰涎上壅之时，直是落井下石手段。滋补粘腻，惨于鸩毒，夫岂河间发明水不制火者所及料！此则立斋、景岳之庸，养葵之陋，最是国医之魔障，万万不可为治病之准绳者。不谓伯龙高明，亦承其弊，尚以“养水”二字，与息风镇逆，相提并论，有生、熟二地滋阴之谬见，牢结胸中而不可解，此实薛氏、张氏有以误之。而赵养葵之祸水，害人亦不浅也。）景岳又言，凡非风证，古人书中，皆谓气体虚弱，营卫失调，真气耗散，腠理空疏，邪气乘虚而入，此言感邪之由。〔批：此等议论，最是肤庸，一部《景岳全书》，多可作如是观。〕然有邪无邪，不可不辨。有邪者，即伤寒疟痺之属；无邪者，即正气颓败之属。有邪者，或寒热走注，或肿痛偏枯；无邪者，本无痛苦寒热，而肢节忽废，精神言语倏忽变常。有邪者，病在于经，即风寒湿三气之外侵；无邪者，病发于脏，所以眩晕猝倒，昏愦无知。有邪者，邪乘虚入，故宜于扶正之中，佐以通经治邪之品；无邪者，救本不暇，岂可再用疏散以耗正气乎？

寿颐按：伯龙此条，本于景岳非风之篇。〔批：景岳此论，终是瑕瑜互见。〕所叙神魂昏愦，直视僵仆，口眼㖞斜，牙关紧闭等，凡十三句，五十二字，在《素问》中风诸条，确无此等见证，是皆内动之风，毫无疑义。但景岳谓汉唐方药，其论证中亦无此等，则殊不尽然。《千金》《外台》所载中风门诸方，其主治条下，羼杂似此诸证甚多。古籍俱存，斑斑可考，不能以一人之手，掩尽天下耳目，使人不一翻阅古书也。惟古人用药，则皆泄散外风，以及温升燥烈，此汉唐之世，本无内风、外风之分，所以后人眼目，尽为之眩。而中风一门，方论虽多，竟无潜镇泄降一法，专以安定内动之风阳者，诚是古人之缺典。至景岳而能知其非是外夹之风，开门见山，一语破的，固是铁中铮铮，庸中皎皎。独惜其所论非风证治一篇，止知表里皆虚，当以培补元气为主，无非为人参、熟地，开辟销路。陈修园谓其庸医之尤，原非苛论。其亦知肝阳上僭，浊痰沸腾，粘腻阴柔诸物，如油入面，何能起病？则其说虽是，而其治实乖，利未见而害必随之，亦与古方燥烈杀人，同归不治。且“非风”二字，止可以辨驳古人误立中风之名，不可即以为是病实在名义。而景岳竟以“非风”作为病名，则命名亦未免不正。要之景岳本不能认定此病究属何因，所以有内伤积损，正气颓败之笼统话头，且以培补元气，扶正救本等空泛不切之词，作为此病治法，无一非梦中说梦。今者伯龙氏既创此镇肝潜阳一法，破除二千年锢蔽旧习，已为此道大放光明，犹惜其开宗明义第一章，即用生、熟二地，则于痰涎壅塞一层，不无流弊，此即为《景岳全书》所误。观其此节以内伤颓败，真水枯竭等句，郑重言之，所以“养水”二字，遂列为入手第一要诀。究之治肝之标，培肾之本，不当双管齐下，清浊不分。不独立斋、景岳之腻补，不能奉为开手之南针，即河间之地黄饮子，西昌之资寿解语，亦必非通用之良法。寿颐谓既能悟彻气血并走于上之真旨，则凡古人不切实用之成方，皆当屏除净绝，一扫而空，免得反以荧惑后人，疑误学者。〔批：不如此则不能斩除荆棘，独辟康庄。〕盖其所新发明者，本是前无古人，又何必依傍前贤，寄人篱下，援引他家之门楣以求增辉吾蓬荜耶！伯龙于此，似尚有借重薛、赵、景岳之意，殊可不必。其末段引张氏有邪无邪之辨，虽似清彻有味，然其意仍归重于“真气颓败，救本不暇”八字，不脱温补腻补之陋，试问与血冲脑经之旨何涉？寿颐则谓可一言以蔽之曰：外感之风，其病以渐；内动之风，其病以暴。固不必堆砌此浪费笔墨之浮辞，徒惹人厌。而伯龙氏必援引及之者，则其胸中犹有滋阴一说在也。究竟肝阳上冒、气火升浮，虽非外邪，而来势汹涌，固急则治标之不暇，又何可迂远图之？诩诩然自以为是曰：“吾将以滋水养阴为培本之计”，势必粘腻填塞，其气之不反而死者必多矣！

伯龙又曰：类中之证，平居饮食言动如常，忽然倾仆不省人事，有逾时而即醒者，有阅数时而渐省者，有一蹶不复越二三日而绝者，有不及一日、半日而绝者。如曰外来之风，则必由轻而重，何以一发即至昏仆？如曰风邪暴烈，猝然入脏，则昏仆者必百无一生，何以亦有能醒者？则以其为内风自动之病也。内风自动，何以忽发忽愈？则以其肾水不能养肝，木动生风，激痰上扰，是以动而升则昏仆，静而降则清醒耳。于《素问》所谓气血并走于上之大厥，于西医所谓血冲脑气经，信而有征。盖肝风内动，气血上冲于脑，扰其后脑则昏不知人，扰其前脑，在一边则为半身不遂，口眼㖞斜；在两边则为全身瘫废。此时惟有镇摄其肝，使不妄动，则上升之血亦降。并滋其肾，则木得水涵，可不再动。（寿颐按：既宗《素问》气血并走于上立论，则血冲脑经之理，已极明白晓畅。其所以有能自醒者，即《素问》所谓气反则生耳。质而言之，气血上冲，有升无降，则一厥不复。轻者升而能降，则厥而能醒。说到肝阳，已是探源之论，更不必再讲到肾水不能涵肝一层，反致愈推愈远，不能切合题面，乃伯龙必以“木旺水衰”四字，扭作一气，纠结不开，遂以镇肝滋肾两法并为一路，清浊不分，终是贤者之过。寿颐谓气血并上之时，镇定肝阳，使不妄动，则气火俱静，而上升之血自降，最是治此证之无等等咒。然必须合之开泄涤痰，乃为无投不利。至于滋养肾阴，则且稍缓一步，俟之于痰涎清楚之后，是为培本设法，庶几善后良图，而已降之气火，得所依恋，自然不再浮动。理虽相因，法不并辔，分作两方，层累而进，庶几无碍于痰凝气涌。若伯龙之双管齐下，则非徒无益，且以贻祸，学者必须识得此中曲折。）即有口眼㖞斜，半身不遂等证，亦可渐愈。若误治迁延，则上升之血凝滞不降，因而脑经窒塞，即成偏枯瘫痪等证，而其重者，皆不可救矣！故治此证而误认外邪，妄用风药升散，或误信气虚之说，而妄用参、芪、术、桂，〔批：参术尚能增其壅塞，则二地、阿胶又当如何？〕其上升之血，无不窒滞不降。且肝风得燥烈之品，适以助其煽烁，气火得补益之力，反以增其壅塞，寿颐按：滋肾腻补，何独不然！则轻证变重，迁延成废，而重证遂速其毙，甚可伤也！

寿颐按：伯龙此节，是承上文而申言之，未尝别有发明。然其言亦多精当，故并录之。以口眼㖞斜，半身不遂之证，而用药惟主镇肝息风。若言国医理法，颇似迂远不切。惟《素问》气血并上之厥，实与西人血冲脑之说，互为发明。则㖞斜不遂，无一非脑神经之病。镇潜肝火，而收摄其上僭之势，使气血不升，则脑神经之功用自然立见恢复。而宣络、行气、通经、活血诸旧法，皆属皮相而不能切中肯綮。所以古人成方，分证论治，非不言之成理。然后人临证，引用古方竟无一效者，其弊亦正在此。今以镇逆摄纳为口眼肢节病之治法，虽似距离太远，而神经得所，复杯成功，此非神而明之，别有会心者，万不能悟彻此中真理。岂庸耳俗目，拘牵旧说，墨守古书之流所能梦见。寿颐循此法守，获效已多。〔批：至理名言，皆从古未发明之精义，读者不可不熟玩而深思之。〕然亦非病起之初，开手合度者不可。伯龙谓误治迁延，上升之血，凝滞不降，脑经窒塞，轻者即偏枯瘫废，不能复起。而重者则气血直涌，一厥不反，尤为不磨之论。此是治医学者，从古未尝发明之真义。后有学者，皆当虔爇心香，敬祝南丰之一瓣者也。

伯龙又曰：偏枯一证，昔人谓右属气虚，左属血虚。喻西昌则谓左右者，阴阳之道路，岂可偏执？从阴引阳，从阳引阴；从左引右，从右引左，其理甚明，可称卓识。〔批：左气右血，本是浮词。然嘉言虽能辟之，而引阴引阳，仍是空话。今既有真确之发明，则古人理想之辞，自当淘汰净尽。〕寿颐按：昔人偏枯不遂，在右属气，在左属血之说，本是无聊之极思。气血两字，而可以分作左右两片，则右有气而无血，左有血而无气，尚复成何话说？居然妄作聪明，武断乡曲，此是医界中最卑劣最谫陋之思想，初不值识者一笑。而俗人以为此是金元大家所发明，往往笔端援引，自命宏通，一盲群盲，寿颐见之辄作三日恶。嘉言以左右、阴阳、气血贯注之理析之，未尝不名正言顺，此是喻氏之聪慧胜人处。但所论治法，仍是从阴从阳，从阳从阴，一片空话，毫无实际。今既有脑神经之说，实地证据，则此种空话，正不必谈矣！余按通评虚实论曰：凡病消瘅、仆击偏枯，痿厥气满发逆，肥贵人则高粱之疾也。此是明言肥甘为病，包藏痰饮湿热，阴虚阳虚等候，〔批：既知包藏痰饮湿热，则自当兼用化痰清热，而腻滞之药，胡可遽投？〕并未尝中于风邪。盖膏粱之变，嗜欲之伤，脾肾已亏，肝木暗肆。痰湿内蕴，风从之生。刘、李、丹溪及立斋、养葵、景岳诸家，皆从此悟入。所谓治病贵求其本，而偏枯猝仆，固皆以虚为本也。寿颐按：《素问》谓仆击偏枯，肥贵人为膏粱之疾，则痰湿壅塞，皆在不言之中，固未尝以为中风也。然因湿痰而生内热，因热而动内风，痰也，热也，皆是实证。河间主火，丹溪主痰，皆从痰热壅塞一边着想，均切病情。而东垣乃以笼统泛浮之“气虚”二字立说，舍见证之痰热壅塞不问，乃茫茫渺渺，溯其无形之虚，全是空话。至薛、赵、景岳一流，乃复拿定虚字，皆用滋补以治实痰实热，其谬何如？〔批：孰虚孰实，分得如是清楚，则河间、丹溪，与东垣、薛、赵、景岳之优劣自明。〕不意伯龙既知是病之血菀于上，气血并走于上，而犹误信薛、赵、景岳之谬，最不可解。缪仲醇亦宗阴虚内热主治，谓阴衰火炽，煎熬津液，成痰壅塞，气道不通，热极生风，猝然僵仆，即内虚暗风也。治法初用清热顺气开痰，〔批：清热顺气开痰，是古人治法之最精者。〕次则培本，或养阴，或补阳，以二地、二冬、菊花、杞子、胡麻、桑叶、首乌、柏仁、蒺藜、花粉、参、芪、归、芍、鹿茸、虎骨、霞天膏、竹沥、桑沥、人乳、童便等，出入互调，自成机杼。寿颐按：仲醇以此类滋补药味，为第二步培本之法，则必在既用清热顺气开痰之后，其热已清，其气已顺，其痰已开，神志清明，血不上菀，狂飚已息，波澜不兴，而后培植根基，滋养阴被，是为正鹄。然细绎所述诸味，犹是竹沥、童便等开痰泄降之药，则其时所治之证情，犹可想见其痰热未尽，而其第一层“清热顺气开痰”六字之中，必不容有二冬、二地滋粘腻滞之质，羼杂其间，以缓其清泄开痰之力。此仲醇之见，自有分量，贤于薛、赵、景岳远矣！〔批：据仲醇用竹沥、童便于第二步培本之时，尚须开痰泄降，则第一步清热开痰顺气法中，必不容杂以二冬、二地等腻药，已在不言之中。读古人书，能于无字中寻得真理，自有味外之味。〕而伯龙竟以二地、阿胶作为入手要药，则中薛、赵辈之毒也。至叶氏《指南》中风一门，大率宗此。又《名医类案》有虚风一门，《指南》有肝风一门，皆不外内虚暗风之旨也。

寿颐按：此节以虚字为主，乃推本穷源之论。风阳内动，由于阴虚木旺，本无可疑。但病本是虚，而病标则实，气火皆浮，血菀于上。入手治法，必不能兼顾其虚，则断不当兼滋其阴。《素问》所谓肥贵人高粱之疾，固指富贵家声色酒醴，戕贼真元，肥甘痰浊，窒塞清窍。寿颐谓阴虚之人，脾运不健，正多痰湿满中，虽非富贵，而已无一非高粱之疾，则内风上煽之变，正其浊痰逆涌之机。纵明知其病本在虚，而凡属补虚之药，岂气逆痰塞之时所能任受？伯龙乃用二地于猝仆之初，岂非大误？此节偏恋恋于立斋、养葵、景岳诸家，则其未达一间之原因，其误亦正在此。嗟乎！立斋喜用六味地黄，自谓泛应辄当，而养葵《医贯》，景岳《全书》，导其流而扬其波，几如洪水之泛滥于医界，庸夫俗子，无不喜其简便易行，且能迎合富贵家之嗜好，而此道黑暗，遂致不可复问。〔批：以六味地黄，为迎合富贵家嗜好，虽语近于刻，其实确有此理，此洄溪老人所以谓立斋、景岳为庸医之尤也。而养葵之《医贯》，更不足道矣！〕伯龙贤者，尚复堕其术中而不悟，则俗学误人，真是不浅。其引缪氏以清热顺气开痰，与培本之法，分作两层，则无此弊矣。至叶氏治案之中风、肝风二门，多清热开痰，且有时亦知潜阳之法，固较薛、赵、景岳为优，但不能无滋腻之弊。又时时喜用河间之地黄饮子，杜撰“浊药清投”四字，自谓不碍痰塞。须知药既浊矣，何故而能清投？邪说欺人，又是魔道。究竟河间是方，非气升痰壅者，所可妄用。洄溪案中沈又高一条，颇堪细玩。叶用是方，仍是囫囵吞枣，皆犯粘腻之禁。惟徐洄溪批《指南》，谓眩晕用清火养肝，固为正治。但阳气上升，至于身体不能自主，此非浮火之比，古人必用金石镇坠之品。〔批：洄溪独提“金石镇坠”四字，最是此证之无等等咒，非熟于《千金》《外台》者，不能知此奥秘。〕其说与血冲脑，经宜用镇摄者，暗暗符合，此洄溪之高人一等处也。

第十一节　论张伯龙之所谓阳虚类中

伯龙又曰：北人类中多阳虚证，南人类中多阴虚证。阴虚之证治已详言之，而阳虚类中之治法，宜遵东垣之补中益气及六君等为主，而顺气开痰佐之。〔批：“顺气开痰”四字，是治气火上升者必不可缓之要诀。伯龙论中，仅仅此节一见，终嫌漏略。〕前人治法颇详，兹不复赘。昌邑黄坤载，主以水寒土湿，木郁生风。左半偏枯者，主桂枝乌苓汤；右半偏枯者，主黄芪姜苓汤。余曾治北方数人，初病即进此方，嗣以补中益气收功，大忌风药。而参必用真人参方效，高丽参、党参皆无济。

寿颐按：内风之动，皆由于肝木之旺。木火生风，是其常态。此固伯龙之所谓阴虚类中也。若阳虚而亦为类中，其道何由，殊难索解。盖阳气既虚，是为虚寒之候。既属虚寒，则内风又何自而生？若曰真阳式微，而猝然为外来之寒风所乘，则仍是汉唐之所谓中风。古人散邪温中之方甚多，正为此证而设。然在伯龙之意，则固以彼为真中风也。且谓阳虚类中之治法，宜用补中益气及六君为主，以顺气开痰为佐，则其证必非外来之风，而犹是内动之风。但风从内动，固无一非气血并走于上，是为阳盛上僭。若曰阳虚下陷，而亦动内风，则其理安在？岂不与气血上菀之原理，大相剌谬。〔批：伯龙此节，别开一局，与血冲脑经本旨，大相剌谬，本不可解。似此层层辨难，说理俱极圆到。〕以子之矛，陷子之盾，而其说必不可通。此寿颐之再四推敲，而终不能悟到类中之病，何以而有需于东垣补中益气之法，并不能悟到补中益气之方，何故而能治类中之病者也。且即以伯龙之言寻绎之，既曰以补中益气为主，则必是清阳下陷之证，所以宜于参、芪、升、柴苳升清，而又曰以顺气开痰佐之，则又明是气升、痰升之候。所以气宜顺而痰宜开，既欲其升，乂欲其降，一主一佐，南其辕而北其辙，更是可骇。上下三千年，何得有如此之病理医理？况乎内风暴动，多有气急上奔，痰涎壅塞者，“顺气开痰”四字，固是治类中者必不可少之要义。乃伯龙于上文阴虚类中证治，反复辨论，推阐极详，而独无降气化痰一着，寿颐视为缺典，再三纠正，不惮辞烦。至此条而补出此法，洵是要诀，何乃反与升提之药，并辔而驰？古人有所谓混沌汤者，得毋类似？而乃谓古人治法颇详，则不知其所指者，果是何法？若谓是汉唐续命之法，则古人为外风而设，伯龙早知其非内风类中之治。若谓是东垣所论气虚之法，则伯龙又知参、芪、术之不可误用。若谓是王清任黄芪四两之法，则本从气虚两字附会杜撰，岂足为法？而又引昌邑黄氏，以水寒土湿，木郁生风立说，则黄氏一生绝大学问，无病不用温燥。“水寒土湿”四字，在黄氏书中，不啻千百。乌、附、姜、辛之药，固坤载所俯拾即是者。所谓扶阳抑阴云云，直是独一无二之奇癖，不复可以医理相诘责者。此公之言，何可为据！且伯龙于上节，能知古人论偏枯分右气左血之非，而于此又用坤载左右分治之说，出尔反尔，更是可疑。乃谓曾治北方数人，初病即进此方，而以补中益气收功。今阅《雪雅堂医案》两卷，又未见有此方案，直是空谈欺人，愚不敢信。或谓脾肾极虚，而动内风之证，固亦有之。则土败水竭，脏气欲绝，亦必猝然暴动，震掉牵掣，不旋踵而痉厥随之。此为绝证之肝风，一蹶而多不可救者。如小儿久泻之有慢脾气，及久病易箦时，每有抽搐震掉之变，则决非一派温燥及补中益气一方所能希冀于百一者。其非伯龙意中之所谓阳虚类中又可知。此外又有真阴告匮，而龙雷浮焰，飞越上升，亦令神志昏迷，支痉头摇，筋掣目反。而即有面青脉伏，汗冷肢清，痰声曳锯之脱证者，此如电光石火，一闪即灭，亦可谓之阳虚类中，法宜恋阴固脱，合之潜降大队。甚者又必参、附大剂，庶可挽救百中一二。此如上文寿颐所谓恋阴回阳，潜镇降逆之治，确是阳虚类中之一法，而亦非伯龙所谓补中益气之证。总之见证治证，为阴为阳，宜升宜降，必当随病论治，自有一定不易之权衡，必不能以其北人、南人而先设成见。伯龙必以南多阴虚，北多阳虚立论，已嫌于胶柱刻舟。〔批：胶执南北以论病情，终是刻舟求剑之故智。要知西学之所谓血冲脑者，本是全球皆有之病，非专为吾南人而言。〕而又谓阳虚之治，必用真人参，而高丽参、党参则皆无济。寿颐谓高丽参禀东方阳气，其性微温；辽参禀北方阴气，其性微寒，《本草经》与《名医别录》，人参气味，有微寒、微温之不同者，即是辽参、高丽参之别。（人参气味，或寒或温，古今说解，殆如聚讼。寿颐如此分说，虽是创论，然实有至理，并非强作解事，如为骑墙之说，以代两造解纷。说详拙编《本草正义》。）若治阴虚有火，固以辽参为宜；若治阳虚无火，当以丽参为合。何以伯龙于阳虚之病，反谓丽参无济，此皆不敢附和同声者，不容不辨。盖此节理论，与上文发明血冲脑经之病，全不可通，且是枘凿不入。既知是病之由于气血上菀，则此节必无印合之理。不知伯龙氏何见而发此反常之论，殊不可解。

第十二节　论今人竟以昏瞀猝仆为脑病之不妥

迩来西医学说，日以洋溢，内风昏瞀之病，属于脑经，已无疑义。即素习国医而兼有新智慧者，亦莫不以西学家脑病之说为是。然须知此病发见之时，脑是受病之部位，而非酝病之本源。病源惟何？则肝阳不靖，气火生风，激其气血，上冲犯脑而震扰脑之神经耳。故谓是病为血冲脑经则可，而直以为脑病则不可。〔批：分出受病之部，酿病之源二层，则可知此是脑受刺激之病，尚非脑之自病，所以犹可治愈。则译书之名，为《血冲脑经》颇能说出病之来源，而近人迳称之为脑失血、脑溢血及脑血管破裂者，已失病理之真矣！〕近人醉心欧化，喜用新学名词，迳称此病为脑病者，实繁有徒。壬子年商务书馆之《东方杂志》第九卷第八册，有袁桂生君“医学正名议”一篇（袁君名焯，江都人），谓医学名词，常合训诂之理。又谓中医书之病名，其不合于今日之学理者，亦当改易。意在统一医界之知识，所见甚大，寿颐极端钦佩。惟袁谓中风当易作脑病，又谓叶天士书中，有肝阳、肝风等名，皆由当时不知有脑经之理，误认脑病为肝病云云，其说极新。治西学家见之，当无不引为知己。然试思是病所以发生之缘由，殊觉仅知其为脑病者，仍是知其然而不能知其所以然，非果能贯彻此病之真情者也。盖当昏瞀猝仆之时，其病在脑，固是确而有据。然其所以致此昏瞀而猝仆者，非其脑经之本有是病也。伯龙氏所谓木火内动，肝风上扬，以致气血并走于上，冲激其前后脑经者，最是至理名言，不可复易。所以潜阳镇摄，平肝息风之法，专治其气火之上升，而具有捷效。则此病之来源去委，信而有征，固不得厌故喜新，竟谓前人认作肝病之误。〔批：此病惟治肝始能有效，而犹有以旧说肝病为误，认者得毋颠倒黑白。盖脑病是标，肝病是本。西国学者，只知脑病，所以治此亦鲜捷效。〕且诸风掉眩，皆属于肝。及厥阴为病，发为掉眩巅疾，目瞑耳聋诸说，皆出《素问》。则肝阳、肝风之为病，虽《素问》尚未直书是名，而自古以来，有此病情病理，固久为通国医家所公认。前人书中，亦甚多此名称，又何得一概抹煞，强诬叶氏之误？〔批：引据经文，更是确证。则袁氏此说，一似全未知中医理法者，终是醉心欧化之误。〕寿颐前谓近人译书，直称此病为脑失血、脑溢血，及脑血管破裂者，皆仅据解剖家发见之脑中死血而言，不若旧译“血冲脑经”四字，尚能说出发病之渊源。若更以泛泛不切之“脑病”二字，认为真赃已得，而不复顾及肝火生风，上冲激脑之理，则尤令后学昧于病情。是欲正其名，而适使名之不正，甚非袁君正名之本旨。抑且人之脑髓，最为郑重，不容有病，病则必无易治之理。此血冲脑经之病，幸是气血上升，激动为患，尚是波及之病，而非脑之自病，所以速治尚能有效。以其乍受震动，犹未大损，苟得气火一平，即可恢复旧状。而迁延失治，则神经功用，必难复常。所以日久之瘫痪偏枯，神志迷惘者，皆无痊瘉之望，岂非脑经既伤，必不可治之明证？今乃欲定其名曰脑病，而竟废弃旧时肝火、肝风之说，将使后之学者，不复知有气火之上升，势且并此一线可治之生机，而置之不讲，则必致患此病者，百无一瘉，宁不可痛？寿颐谓但以新学理之“血冲脑经”四字，寻绎其病源之何在，则此中真确情由，更易明了。若果离乎国医旧学，则血何因而上冲，脑何因而致病，治彼之学者，既未闻有切实之发明，又未闻有简捷之治验，何如守吾故步，尚有实效之为佳乎！盖处此新旧竞争时代，固当采取新学说之实在发明，藉以辅吾旧学之不逮，必不能徒骛名词之新颖，而竟以鄙夷旧学之精神。〔批：一再申明此非脑之本有是病，所以可治，则仅知其为“脑病”二字者，真是隔膜。更说到不用中医肝阳、肝风之说，则血之何以而上冲，脑之何以而致病，治新学者，且不能言明其理由，则今日之有此发明，赖有古人之肝阳、肝风四字，奈何是非倒置，反欲一概抹煞之耶？近来欧风东渐，年少气盛者往往粗得新学皮毛，而即鄙弃国粹，视为无用者，读此当知自反。〕虽国医之中风类中等名称，以训诂之学理言之，诚有未尽稳惬者。然内风之动，病本于肝，则悬之国门，必不能增损一字。肝阳、肝风，确凿不移，何尝有误？不意袁君竟欲以脑病易之，亦徒见其新奇可喜，而不暇为是病细心揣摩，求其原理，则未免舍其田而芸人之田，不过为他人学说，树一标帜，究竟于病情治疗，非徒无益，抑且弊不可言。寿颐不敏，窃愿为吾党正告之。

第十三节　论时病杂病亦最多气血冲脑之证

气血上冲，激动脑神经，而为谵妄昏迷，瘛疭抽搐，不仅猝然暴病之类中为然也。时病之阳明热盛，或为昏愦谵言，痉厥尸寝，或为逾垣上屋，骂詈笑啼，在叶氏谓之逆传心包，止有凉润甘寒，大铸六州之错。至近贤陆九芝封翁，乃推阐仲师旧论，注重阳明，而归功于白虎、承气，生死肉骨，厥功甚伟。〔批：触类旁通，此等见证随在多有，古今人皆未知是脑神经病。一朝揭破，益人智慧不少，当为普天下病家距跃三百。〕陆谓胃热神昏，治验彰彰，诚无疑义。但《世补斋》文，说明胃热而致神昏之理，尚犹未尽透彻。寿颐则谓痰热窒塞，地道不通，有升无降，是亦经文之所谓气上不下为厥巅疾，实即气血冲脑之证。苟得大便畅行，痰热开泄，气火即随之而下降，所以神识即能恢复，瘛疭亦能安定，又是气反则生之明证。此以中下实热蕴结，致令气血上升，虽与阴不涵阳，上实下虚之猝为昏瞀者，其情不同，而同为气火之上冲，则彼此若合符节。又有热甚伤阴，津液告匮，以致虚阳上浮激动神经者，亦有痉厥昏愦之变，则脉必无神，色亦不泽，舌必光红殷紫。此则宜于甘寒凉润，以救津液者，虽与承气汤证虚实相反，而同为脑之神经，陡受激动，则亦无二致。浅者不知，一见昏迷，不问脉证，不辨舌苔，止知增液清宫，苟是阳明实病，适以助其窒塞，败不旋踵。此皆叶氏、吴氏三焦分条，以心热居先之贻祸。若夫杂病变迁，俱有昏迷谵妄，瘛疭痉厥，则亦无分痰壅火升，及实热窒塞，或津液耗伤之三层，见证同而病情绝不相同。斯临证处方，大有泾渭之判。由此可知，气血上菀为病甚多，而二千年来，谈医之士，皆所未知。今者伯龙氏倡之于前，寿颐为之申引于后，虽此三层之病，用药各有攸当，必不可执一不通，而其为病之原理，莫不同符合辙。窃愿好学深思之士，于此类似之证，一一细研究之。

第十四节　论虚寒之病亦能激动脑神经发为昏厥暴仆、痉直瘛疭等证

血菀于上，使人薄厥，胥由阳焰之上升，以古证今，一以贯之，毫无疑义。即在阴虚液耗之时，亦是孤阳无依，陡然飞越，此皆西学家之所谓血冲脑也。惟又有一种昏厥之证，面色唇舌，猝然淡白如纸。病者止知眼光昏黯，或觉唇舌微麻，肢体无力，而即倾仆无知，其脉或细或伏，四末亦必清冷，轻者少时自醒，甚者亦为痉直瘛疭，此其脉证，纯是阳虚见象，断不能与阳焰上升，迫血入脑者，一例论治。惟其陡然昏愦，知觉运动顷刻皆变，苟非脑经为病，何以迅速至此？西医之学，谓是脑中无血之故，名之曰“脑贫血”。其治法则用兴奋提神之剂，如白兰地酒之类，所以振动其血液，提挈其气机，厥可回，血脉可复。且谓是证与血冲脑者，一升一降，两相对峙，必不可误作一例论治。然其昏愦迷惘，痉厥抽搐之脑神经证，则固彼此一辙。寿颐初不解其既无阳升，何故而亦能冲激及脑之理？寻绎西医之名义，盖谓血液循行，不能养脑，所以陡然无觉。苟其人而脉伏不出，则血之不行，未为不确。然果其血管不通，脉波不搏，则其人气血已停，又安有可生之理？顾何以用药得当，而亦多可以捷效者，则决非血行之停顿可知。且颇有脉不伏而亦痉直抽搐者，又将何

说以处此？岂有血脉不停而独不上行至脑之理！以此知近人习闻新学家脑贫血之说，而竟认作脑无血养者，其理盖有难安。寿颐窃以儿科慢脾风一证，反复寻思，而知其中气大虚，清阳不司敷布，脑之神经，陡然失所荣养，因而知觉运动，亦失其常。盖慢脾风之由于脾肾阳衰，脉证病情，皆无疑义。顾其所以痉直载眼，抽掣瘛疭者，古今说解，多谓寒在太阳，所以发痉；肝风猝动，所以抽掣。不知因寒而竟能动风，已无此病理可说。而比附于太阳寒水之经，仍是想象得之，无可佐证。其实此脑经为病，无非真阳不足，不能上荣，所以温养一投，有如旭日当空，离光普照。而脑中血液，流动自如，则神经运用，恢复如常。〔批：此证现状，颇与血冲脑经不异，惟一虚一实，适得其反，必不可仍谓之气血上攻，乃以慢脾风之虚寒者，互为印证。则阳气不能敷布，脑经失其荣养，其理亦确乎不易，此又二千年之医家所不能言者。如此发明，岂独前无古人，直恐后有来者，亦未易寻踪学步！〕在西学家名之为脑贫血者，本以形容其血之不足，初非谓脑中完全无血，贫字取义颇有分寸。伯龙氏之所谓阳虚类中，盖亦指此种证情言之。然温补则可，升提则不可。西医之所谓兴奋剂、提神剂，盖亦温通流动性质，决不可与中药之升麻、柴胡等量齐观。但似此之神经为病，诚非上文潜镇抑肝之法可以傅中。王孟英谓凡勘一证，有正面必有反面。寿颐卅年治验，临证渐多，始悟王氏此说，最是阅历有得。医家能以所见各证，一一与古人旧说，细心对勘，则同中之异，大可寻思，颇觉此中自有真趣。即此肝阳上激之脑神经病，而竟有一种属于血虚者，同一见证。如其心粗气浮，奚能悟彻此中至理！然试静以思之，则仍是应有之实在病理，亦不得谓之怪不可识。惟其见证同而理由不同，则临床疗治之时，又岂可胶执成方，牢守板法？后之学者，果能于此大同小异之中，推敲其异苔同芩之旨，则庶乎四千余年之国粹，必有从此而愈阐愈明者。“国医”二字，又何患乎恒为新学家诟病耶！

第十五节　论昏愦暴仆之病未发之前必有先兆

内风类中，顷刻变生。或为神志昏糊；或为抽搐瘛疭；或则口㖞涎流，支体不遂；或竟陡然僵仆，一蹶不醒。当其未发之先，其人固举动如常，眠食无恙。旁观者方以为仓猝之间，何遽如暴风急雨之骤至，竟尔天昏地暗，日月无光，造乎此极。实则病根潜伏，脏气变化，酝酿者深，乃能一触危机，不可收拾。景岳所谓内伤颓败，确是持之有故。特是其人中虚已久，则必有先机，为之朕兆。或为神志不宁；或为眼目眩晕；或则头旋震掉，痞痳纷纭；或则脑力顿衰，记忆薄弱；或则虚阳暴露，颊热颧红；或则步履之玄，足轻头重。种种情形，皆堪逆料，有一于此，俱足为内风欲煽，将次变动之预兆。特其人不知有此病理，则亦忽略而莫能措意，驯致忽焉爆裂，则已势焰滔天，复何易应变而救急，爰备论之以为善养生者告。如在危机乍露之初，慎为护持，静加调摄，庶乎曲突徙薪之长策，即是绸缪未雨之良谋。而吾曹治医之俦，倘得疗治于未病之先，当亦易收事半功倍之效，不较之临事张皇，费尽心力，而成败付之天命，不敢操必胜之券者，或犹为彼善于此乎？

卷之二　内风脑神经病之脉因证治

第一节　脑神经病脉因证治总论

自前贤有脉因证治之四纲，而后之谈医者，皆当备此四者以为治疗之准则。脉者，所以考见其气血之盛衰虚实也；因者，所以推溯其病情之根本渊源也；证者，所以著明其发现之情状；治者，所以昭示其入手之南针。凡读古书以治今病，果能守此理法，具此目光，断不患见地不明，识力无定。而惟此内风暴动一证，则古人所论病因，皆是隔膜。今既发明《素问》气血上菀之源理，则于因之一字，言之已详，不容复赘。而其证又变态多端，病者各异。（如或病㖞斜，或病麻木，或病刺痛，或失知觉，或失运动，或为瘛疭抽搐，或为痉厥反张，以及舌短言糊，神昏迷惘诸证，无一非神经之病。）昔贤论治，犹欲各就见证，分别条目，以求一效，未尝不绞竭脑力，费尽心思。究竟神经之真理未明，则根本既差，凡百枝叶，都无是处。后之学者，但能于发源之地犀燃牛渚，照见本真，则挈领提纲，自得其要，又何必枝枝节节，遊骑无归。寿颐于此，独无分证论治之条者，虽似立法未详，竟是谈医之创格。然已复杯见效，屡经试验之功夫，敢以阅历所得，公之同好，则证之一字，固事实之所不必细辨，而亦处方之所不能兼顾者矣。惟是脉之见形，逆顺有别，治之条目，宜忌须分。爰举所知，请言其略。〔批：本书独无分证辨治之法，不可不揭出作者本意。〕

第二节　脉法总论

内风之动，气升火升，以致血逆上扰，冲激脑经，其脉未有不弦劲滑大，浮数浑浊者。甚者且上溢促击，虚大散乱。盖病本于肝，火浮气越，自有蓬蓬勃勃不可遏抑之态。弦而劲者，肝火之横逆也；滑而大者，气焰之嚣张也；浮数者，阳越不藏，其势自不能沉着安静；浑浊者，痰阻气塞，其形自不能清析分明。且也气血奔腾，逆行犯上，脉象应之，而上溢入鱼。促数搏指，亦固其所。尤其甚者，则脑之神经，既为震动，而脉络周流，失其常度，或为豁大而无神，或且散乱而无序，固已几几一蹶不振，大气不反之危矣〔批：论脉精当深入，显出绝无模糊隐约之弊，是临证功深而识得此中神髓者，最是不可多得之笔墨。〕寿颐按：诸书之言促脉，多以为数中一止，其说始于《伤寒论》之辨脉篇，而《脉经》宗之。后之论者，遂谓数脉一止为促，〔批：仲景本论，伤寒脉结代，炙甘草汤主之一条，以结与代相对，而不言促，可见仲景意中，不以促脉为歇止。〕迟脉一止为结，两两对举，已如铁案。独高阳生之《脉诀》，谓促者阳也，指下寻之极数，併居寸口为促。杨仁斋亦谓贯珠而上，促于寸口，出于鱼际。乾隆时，日本人丹波廉夫著《脉学辑要》，引《素问·平人气象论》寸口脉中手促上击者，肩背痛。《甲乙经》作促上数，谓是蜋居于寸口，殊无歇止之义。寿颐谓促字之正义，本以短促为主。其病在上，而脉乃上溢，既溢于上，必不足于下，因而以短促之义形容是脉，其旨甚显。《素问》明谓促上而搏击应指，读法当于上字作一逗，则其义益为明白，实无歇止之意，可以寻绎得之。且因其脉之短促，在于上部，而知其病在于上，当有肩背之痛，则促脉之独盛于寸口，更觉明瞭。此节所谓寸口，皆专指寸脉言之，非合寸、关、尺三部统称之寸口。《素问》本旨，固以部位言之，以形势言之，不以止与不止言也。《伤寒论》重编于王氏之手，是以辨脉篇与《脉经》同作一解，疑亦是叔和手笔。考仲师本论促脉四条，曰：太阳病下之后，脉促胸满者。曰：太阳病，桂枝证，医反下之，利遂不止。脉促者，表未解也；喘而汗出者，葛根黄芩黄连汤主之。曰：太阳病下之，其脉促，不结胸者，此为欲解也。盖胸满结胸，喘而汗出，皆为邪盛于上，故其脉急促，独见于寸。惟伤寒脉促，手足厥者可灸之一条，既有厥逆，而其脉为促，颇似含有歇止之意。然丹波氏谓虚阳上奔，故脉促于寸部。则仍是阳邪壅于上，而气不下达，手足为之厥逆，所以脉促于寸。丹波之说，大有精义。盖高阳生之《脉诀》，固多陋劣，不及《脉经》之精，独此脉促一条，不用歇止之说，证以《素问》及仲景本论，其理甚长。〔批:《脉诀》之不理于众口久矣！然苟有可取，则取之，是亦不以人废言之意。〕且促字之义，含有迫近急速诸解，皆与上溢之促为近。叔和因其迫急短促，有似于歇止，遂以数中一止立说，尚是差以毫厘。而后人只知有歇止之促，不知有促上之促，则谬以千里矣！丹波氏引证极详，且与上鱼之脉，同为一条，谓溢上鱼际之脉，即促脉之尤甚者，皆是精当不刊之论。后之学者，必当宗之，而不可为叔和旧说所拘者也。寿颐于此以促击与上溢连举，是用丹波新义，请读者弗作数中歇止之促脉观。《素问·脉要精微论》谓浮而散者为眴仆。固谓眩晕昏仆，即肝风之上扬，故脉为之浮。甚者则气将不反，故脉为之散。又谓来疾去徐，上实下虚，为厥巅疾。则明言气血奔涌于上，故脉亦踊跃奋迅而出，其来甚疾。且上既实，则下必虚，故几几于有出无入。其去若徐，谓之为厥，固即血菀于上之薄厥。气血并走于上之大厥，谓为巅疾，盖亦几几乎说明气血之上冲入脑矣。可见古人之于是病，论证辨脉，何等精当。合此数条而融会其意，即可知新学家血冲脑之病理，殊非创见。（血冲脑之说，近之谈西学者，或谓之脑失血，且有谓为脑溢血、脑出血者。又有译为脑血管破裂者。则但就解剖时所见之脑中死血而定其病名，更不复知其病之何缘致此。寿颐谓其立名太觉呆板，不若“血冲脑经”四字，尚能说明病源。盖译书者不能得其真意，远不如旧译血冲脑经之确当。）独惜习国医之学，读国医之书者，曾不能知《素问》有此数条，即是内风暴动，猝然昏仆之确据，遂致汉唐以下，议论纷纭，竞效盲人之扪烛，而嚣嚣然自以为得之。今则后生小子，乍窥新学皮毛，反觉振振有辞，诧为心得，藉以揶揄吾旧学而鄙夷之，不屑复道，其亦知中古三千年之前，固已言之綦详，说尽原委，以视彼之言其然，而不能言其所以然者何如。〔批：新学家仅就耳目所能及者以立论，是以知其然而不知其所以然。此新学之实在情形也。尚复党同伐异，斥旧学为无用，试令读此，或能知所自返乎。〕特苦于无人焉为之阐明，则虽有精义，而沉埋者亦二千年。吾知古人有灵，当亦深恨于幽明隔路，不能有以提撕而警觉之也。寿颐谓《素问》论内风之脉，惟此脉要精微篇两节最为精当。且来疾去徐，上实下虚，正是气血逆行，上冲入脑之真相。亦即併居寸口之促脉，惟肝阳暴动者有之。若平人气象论谓脉滑曰风。又谓风热而脉静者难治。《金匮》谓脉微而数，中风使然。《脉经》谓头痛脉滑者中风，风脉虚弱也。《病源·中风篇》谓诊其脉，虚弱者，亦风也；缓大者，亦风也；浮虚者，亦风也；滑数者，亦风也。则皆以外风言之，不可与内动之风，混合为一。而唐以后之论中风脉状者，则多以内风、外风错杂相合，疑是疑非，皆不足据。总之肝风内动之脉，无不浮大促上。其有力而弦劲者，气火之实，闭证居多，是宜开泄；其无力而虚大者，元气之衰，脱证居多，所当固摄。若愈大愈促而愈劲，则气血之上冲愈甚，而气将不反；愈大愈虚而愈散，则气血之涣乱，而亦将不反，必也镇摄潜阳之后，上促渐平，搏击渐缓。弦劲者渐以柔和，浮散者渐以收歛，庶乎大气自反，可冀安澜。而指下模糊，浊大不清者，则气血痰涎，互为凝结之明证也。潜镇化痰，频频清泄，而奔涌之势，渐以和缓，即浑浊之形，渐以分明，此则临证治验之历历可指者。若夫濇小微弱等脉，在肝阳暴动之初，气盛火升之候，固是理之所必无，而亦为事之所或有，则闭者气塞已极，脑神经之知觉运动，已将全失其功用，而周身脉道，为之凝结不通，于是弦滑洪大之脉，渐以涩小，渐以沉伏，此则大气不返之危机，势已邻于一瞑不视。而脱证之先见虚大脉者，其次亦必渐以虚微，渐以散乱，而至于指下全无，是为绝证之不可救，而亦不及救者。此则脉有大小滑涩之殊途，即可据为辨证之顺逆夷险。惟元气大虚之候，血不养脑，亦能激动神经，陡令神志昏瞀，或且痉厥瘛疭，则面色唇舌，必淡白无华，其脉亦虚微不振，此则新学家之所谓脑贫血证，宜于温养，而厥可回，脉可复。证情与虚脱相近，其实尚微有不同，是在临证之时，辨析几微，随宜应变，庶乎其能得心应手，当机立断也欤！

第三节 治法总论

内风治法，前卷引证诸家学说，而申言其是否相宜。撷往哲之精英，以折衷于至情至理，似已足为此证申明源委，阐发精微。即治疗大旨，寿颐亦不能更于已言之外，别有见解。惟思是病之源，虽同是木旺水衰，肝阳陡动，气升痰壅，激犯神经，而真阴之虚，有微有甚，即木火之焰，有重有轻，理论止此一端，见证已多歧异。大率阴虚子未甚者，则木火之势必盛，痰升气升，一发难遏，多为闭证，如目定口呆，牙关紧急，痰声曳锯，气粗息高，面赤唇红，脉息洪大，皆是乍闭之确据。而阴虚之已甚者，则木火之焰亦微，阴阳骤离，猝然痉厥，多为脱证，如目合口开，气息微续，疲倦无神，面色淡白，痰声隐约，脉息细微，皆是欲脱之显象。其尤甚者，则脉伏不见，自汗如油，肢冷面青，撒手遗溺，更是至危极险之候，多不及救。闭者宜开，脱者宜固，入手方针，已是极端相反。设或认证未清，而用药庞杂，生死关头，大错铸成，不可复挽。且闭者是气火窒塞，皆属肝阳肆虐，无不以清泄为先。而脱者是元气式微，苟其已见亡阳，尤必以回阳为急。此又一阴一阳，各据一偏者，少有迟疑，亦同鸩毒。即曰降气化痰，潜镇摄纳诸法，凡治闭证、脱证，皆不可少。然而细微曲折，分寸之间，各有缓急，各有主宾，必也炉火纯青，而五雀六燕，铢两悉称，诚非易易。正不仅疏表辛散，走窜温燥，补养滋腻，许多古法，未可轻试。爰就识力所及，参以频年治验，而已得实效者，判别证情，分析层次，释其功用，条其宜忌，并列于篇。虽曰一人之见，挂漏必多，抑且闭门造车，或难出而合辙。第就所见言之，似乎此中微义，大略如斯。举尔所知，是即孔氏各言尔志之义。诚能引而申之，触类而长之，以治肝阳痰厥诸证，其用甚宏，其效甚捷，正不独昏仆偏枯者之卢循续命汤也。世有高明，匡吾不逮，而有以纠正之，尤所愿焉。

第四节　论闭证宜开

猝暴昏仆，皆是肝阳上升，气血奔涌，冲激入脑，扰乱神经所致。然必挟其脑中痰浊，泛滥上陵，壅塞清窍，每多目瞪口呆，牙关紧闭，喉中曳锯，鼻鼾气粗，是为气火升浮，痰塞隧道之闭证，多兼有实热确据，如面色唇色多红赤，或虽不甚红，而亦必神采充然，胜于无病，必不淡白青黯。脉象必洪数弦劲，搏指不挠，或虽不甚劲，而亦必粗浊滑大，必不细软无力。神志虽模糊不醒，而必不僵厥无声。则脉必不伏，肢必不冷，二便多不通，而必不遗溲自利。此皆有升无降，气闭于内之实证，必无其他一二端脱证，错杂于其间。而或有明是实痰窒塞，亦且目开手撒，小溲自遗者，则肝气横逆，疏泄无度使然。但见其脉劲唇红，必非脱象。治此证者，自必以开闭为急务，而潜阳降气，镇逆化痰，犹在其次。如气窒声不能出者，必先通其气，则通关散之搐鼻以取喷嚏。（方即细辛、牙皂，炒炭为末。）水沟、合谷等穴之针刺，以回知觉。（水沟，督脉穴，在上唇正中，亦名人中，刺入三分。合谷，手阳明穴，在手大指、次指两歧骨间，俗名虎口，侧手张两指取之，刺入寸余，必透过子心正中之劳宫穴，左右旋针，猛力补泻之，回复知觉甚验。）〔批：此针刺家之实验）皆是开关之捷诀。今西法亦有搐鼻开关之药，但嗅其气，不用其质，气味猛烈，开窍迅速而无流弊。其次则牙关不开者，用乌梅肉擦牙，酸收肝火，化刚为柔，而紧闭自启。俟其晕厥既苏。声出牙开，而急进潜阳镇逆化痰之药，乃能有济。否则虽有神丹，而重门不开，亦何能透此一层关溢，以建扫穴犁庭之绩。惟此等闭证，只是痰气郁窒，与夏令暑疫秽浊，及南方山岚毒瘴不同。凡芳香逐秽，斩关夺门要药，如诸葛行军散、红灵丹、痧气蟾酥丸等，皆是秽毒急痧必不可少之良剂。而于此证，气火升浮，上冲入脑者，则奔窜奋迅，适以张其气焰，必至气不复反，直如砒鸩。〔批：此病之误于此药者甚多，然通国之医家，皆不知其害，遑论病家，郑重声明，凡在医林亟宜猛省。〕（喻嘉言《医门法律·中风篇》谓猝中灌药，宜用辛香，是误以痰气上塞，认作秽恶蒙蔽，其祸甚大。盖同是闭证，而所以闭者不同，不明此理，用药必误。近人治此气血上升之闭证，尚多用芳香走窜，反以助其激动，为害更烈，必速其毙，不独脱证之恐其耗散正气而不可用。此中条理，尤为精微，不可不察。）且牛黄脑麝，皆开心气、通经络之品，而此证必有浊痰蒙冒，得其走窜开泄之力，即病之轻者，不致气厥不反，而亦恐引痰深入，无可泄化，徒以酿成癫痫昏迷之痼疾，而不可复疗。此皆治热痰蒙蔽者，素所未知之玄奥。然欲开泄痰浊，亦非参用芳香正气，恐不能振动清阳，荡涤浊垢，则惟石菖蒲根之清芬，可以化痰，而不致窜散太甚，用以引作向导，庶几恰合分寸。此又同是芳香，而性情微异，即效力不同。此中几微疑似之别，非好学深思，心知其意者，或犹不易领悟。必也临床辨证，量度其虚实轻重，而斟酌损益以消息之，非纸上谈兵之所能曲曲摹绘者矣！寿颐按：内风暴动，有闭有脱。其昏迷痉厥，颠仆痰涌，病状似同。而究其证情，闭者是痰气之窒塞，脱者是正气之散亡。原因不同，形势亦有区别，而治法则判如霄壤。考汉唐以及金元诸家，尚未有显为揭出以醒眉目者。坊间伪托李仕材之《医宗必读》，曾有闭脱分治之论，似乎识得此中虚实，当能胜人一筹。然其所谓开闭方药，则清心牛黄丸、苏合香丸、至宝丹等，皆是脑麝芳香走窜耗气之品。盖亦止见其痰热窒塞，以为非此香窜峻利，不足以直破重围，开此关隘。然在今日，既知是气火上升，激动脑经之病，则其所以闭者，正其气血上菀为害，而香窜之药，适以助其升浮，正如教猱升木，为虎傅翼，痉厥愈甚，必速其危。要知此证与暑天痧闭之湿热痰浊，蒙蔽灵窍，窒塞脉道者，病情绝然不同。所以芳香丸散可以开湿痰、辟秽恶，利于彼而必大害于此。伧父妄撰伪书，其何能知此证之由于气血上升，犹认是热痰之锢结胸中，窒塞心窍，乃有此误。而世俗皆未明此理，仍用此等丸散，尤堪浩叹。(《医宗必读》一书，非李氏手笔，桐乡陆定圃《冷庐医话》尝言之。寿颐按是书议论甚庸，所附医案多似是而非，不合病理药理之陈腐话说。吾吴医者，羡慕仕材一时名手，家有其书。寿颐早年读之，但觉其肤浅无味，而不能直断其伪。迨见陆氏说，始悟其竟是假托。盖坊贾亦震于仕材之大名，而僱得粗知医药之庸手，伪撰是书，藉以牟利，误尽学者，情殊可恶！不佞编纂《古今医案平议》，已分证录其三四，为之纠摘谬戾，乃益信定圃氏所见之真。何物庸奴，致令仕材身后，佛头著粪，诞妄极矣！兹直定其为伪托，用陆氏说也。)尤在泾《金匮翼》，治中风八法，亦以开关与固脱，两两对举。其论开关一条，谓卒然口噤目张，两手握固，痰壅气塞，无门下药，此为闭证。闭则宜开，不开则死。搐鼻、揩齿、探吐，皆开法也。方用白矾散、稀涎散、胜金丸，而不及牛黄、至宝，但开其痰，使其可以饮药而止，最是有利无弊，可法可师。桐乡陆定圃《冷庐医话》论中风，亦辨闭脱二证，谓闭者口噤目张，二手握拳，痰气壅塞，语言蹇謇；脱者口张目合，手撒遗尿，身僵神昏。又谓闭证亦有目合遗尿，身僵神昏者，惟当察其口噤手拳，面赤气粗，脉大以为辨别。脱证亦有痰鸣不语者，惟当辨其脉虚大以为辨别。又谓闭证气塞，亦有六脉俱绝者，不得以其无脉，而遂误认为脱。此则论证辨脉，尤为精细者也。寿颐又按：陈修园之《医学三字经》论中风，亦谓闭与脱大不同，岂非开门见山，金针度世，教人辨证之第一要诀。而其所以治此闭证者，则曰开邪闭，续命雄。是欲以古人续命诸方，治此痰塞气闭之病。此证此方，文不对题，直是相去万里。初不知其何以有此奇悟，迨以其“开邪闭”三字寻绎之，而始知其所谓闭者，非指痰气之窒塞而言，仍是以外来之邪风立论，所以用药尚与汉唐诸家一鼻孔出气。寿颐窃谓金元以降，类中之说，久已发明，其非外因寒风，固已彰明昭著。今更有西医血冲脑经之说，剖验得脑中实有死血积水，则病属内因，更与外感风邪，有何关系？〔批：说到脑中死血积水一层，则古人温药升散之误，极易领悟。可知古人制方，皆为中风二字，引入迷途，真是黑暗地狱。〕续命汤散，麻、桂、防风等药，复何能治此脑中死血积水之病？以理言之，古人许多成方，非独不可以起病，抑亦无不助桀为虐，速其危亡。独不解于古今医书，又无一而非续命之是尚。则以此千篇一律，又似古方当有效验可言。而后传之千年，博得万人信用。然以所见之证言之，又万万无此对药之病。此中疑窦，实是无从索解。或谓子是南人，所见皆南方之病，足跡且未遍历西北，须知燕、赵、秦、晋、甘、新、伊、凉，地气刚燥，风景肃杀，当有此外风、外寒猝暴中人之病，非续命等方桂、附、麻、辛不可治者。是说也，寿颐未尝久居西北，一见此证，亦万不敢妄断其必无。然创为将息失宜，水不制火之说者，固河间之北人，而今之发明气血冲及前后脑之张伯龙，又蓬莱之北人也。且西人谓为血冲脑经者，又是东西各国同有之病，更非专为吾南人立法。〔批：设此一问，而世俗之拘泥南北不同者，亦当恍然大悟。且说明此是全球同有之病，则俗子所谓北人真中，南人类中云云，终是所见者小。〕既是冲脑，则必非外风之病。既非外风，则必无风药可治之理。何以古人今人，皆龈龈然于续命一法，而以为必不可废，其理何由？其效又安在？岂血冲脑经之昏仆，自为一种病情，而外风袭人之昏仆，又自有此病耶？恐必无模棱之法，可为两造沟通，而作骑墙之见解者也。爰书所见以告同人，所望并世诸贤，果有用续命古方以起病者，尚其不吝金玉，详以示我，俾得借助他山，以开茅塞。此则寿颐之所馨香祷祝者矣！近见沪上著名某氏，新印医案行世，开卷第一类，即是中风，所用之药，仍是小续命等各方。虽自谓竟能有效，然所述证情，模糊敷衍，不能说得一句爽快话，完全与金元诸公所论中风，作同样之论调。不佞平心思之，终不敢谓世间自有小续命方可愈之中风病。〔批：竹解虚心，好学之诚，固当如是。但此病此药，恐无能证明其效果者，则又将奈何？〕而某氏行道二十年，共仰杏林巨子，乃传有此等验案，太觉可诧，盖是摹仿古书，聊以自鸣得意者。然学者苟其信以为真，势必贻误病家，甚非浅鲜。不佞惟恐后学误入歧途，则国医终无正鹄可言，不得不附识数行，防微杜渐，非有所不满于某氏。阅吾书者，当知此意，更请参观不佞所辑血冲脑病《古今医案平议》一编，宜有憬然大悟者矣。壬申十月山雷氏记。

第五节　论脱证宜固

猝暴痉厥，多由肝阳上升，木火恣肆，是为热痰壅塞，激乱神经，多属闭证。而亦有真阴虚竭于下，致无根之火，仓猝飞腾，气涌痰奔，上蒙神志，忽然痉厥，而目合口开，手不握固，声嘶气促，舌短面青，甚则自汗淋漓，手足逆冷，脉伏不见，二便自遗，气息细微，殆将不继，是为真元式微，龙雷暴动之脱证。多兼有虚寒气象，如面色唇色多淡白无华，甚且青黯而必不红润。（亦有四肢清冷，而面颧微红，是为虚火上浮之戴阳证，非温补下元不可。）脉多微弱无神，或且不能应指，而必不滑数弦劲，搏击有力。声音鼻息，必轻微断续，或兼有痰声，而必不息高且长，气粗如鼾。此皆元阴告匮，真气不续，已几于一厥不回，大命遂倾之险，与闭证之挟痰上壅，火升气塞者，在在不同。则治法尤必以摄纳真阴，固护元气，为当务之急。而恋阴益液之剂，即当与潜镇虚阳之法，双方并进，急起直追，方可希冀有一二之挽救，少缓须臾，即已无及。则如人参、阿胶、山萸肉、鸡子黄等恋阴滋养，必与龙、蛎、玳瑁、龟板、鳖甲等大队潜镇之品，浓煎频灌，庶有效力。而开泄痰涎诸药，亦且不可羼杂其间，以减其滋填之力。若肢冷脉伏，或自汗头汗如油如珠者，则阴亡而阳亦随亡，非参、附不可。〔批：亡阳者，以其真阴已竭，而孤阳飞越也。故回阳必用人参，以维真阴。而自明以来，遂谓参是阳药，误矣！〕其痰塞喉间，欲咯无力，药不能下者，以真猴枣研末，煎石菖蒲根汤先服，暂平其逆涌之势。而《局方》黑锡丹之镇纳浮阳，温养下元，最能坠痰定逆，又是必不可少之要药。若通关散、稀涎散等之燥液尅痰，辛烈开窍，则惟热痰之闭证宜之，在脱证不可妄试。苟能痰壅一开，神苏气续，则滋液育阴，潜镇摄纳之药，亦必急急续进，不可间断，必能元气渐回，形神暂振。且在二三日之内，神志纵能清明，其人亦复倦怠嗜卧，萎疲无神，尤必以此等大剂，继续频进，以固根基，以扶正气，方不至药力甫过，中流无砥柱之权，虚焰有复腾之虑，则元气更衰，痉厥再作，益难图治。此虽亦有痰涌喉关一证，似与人参、阿胶等之滋腻不合。须知此乃真阴既竭于下，是为肾虚上泛之痰，与实火之热痰不同。〔批：补此一着，至不可少。申此一解，更是瞭然。〕苟非养液恋阴，必不能救垂绝之真元，而戢龙雷之浮火。此与肝火之上扰者，见证若或相似，而原因皎乎不侔。〔批：似此辨证，真是如饮上池，隔垣毕见矣！〕但以脉至之有力无力，及气色之有神无神，声息之粗悍微弱，舌苔之黄腻、白润、清浊、厚薄辨之，其兼证固大有可据，识别亦是易易，非欲以此法概治热痰上涌之闭证也。张伯龙类中论用龟板、阿胶、生熟二地，盖亦为此种脱证立法，而语焉不详，大有流弊。寿颐于上文固已极力言之，究竟自有如此应用胶、地之病，亦治医者之所不可知。近贤所论固脱之法，除参附一汤外，尚鲜发明。爰以鄙见所及，补此一义。若昧昧焉而以施之于热痰窒塞之候，则大谬矣！（刘河间之地黄饮子，亦治脱证之一法，说详前卷又后卷中。）

第六节　论肝阳宜于潜镇

猝暴昏仆，能审定其为闭为脱，而分别论治，则入手之初，固已握定南针，烛照数计，而无误入岐途之虑矣！然无论其或闭或脱，而所以致此猝然之变者，岂痰热之自能壅塞，及元气之顷刻涣亡耶？其闭者，则木火猖狂，煽风上激，而扰乱清空之窍；其脱者，则龙雷奔迅，僭越飞扬，而离其安宅之乡。盖火焰之鸱张，固肝胆之肆虐，而虚阳之暴动，则肝肾之不藏也。故闭与脱之分岐，虽自有一实一虚，其来源固截然不侔，且形态亦显分畛域。而闭与脱之合辙，则无论为肝为肾，皆浮火之不安于窟宅，斯潜藏为急要之良图。潜阳之法，莫如介类为第一良药。池有龟鳖，而鱼不飞腾。否则大雾迷漫之时，跃于渊者，无不起于陆，此固造化自然之妙用，其吸引之力，有莫知其所以然者。〔批：物理自然之性，以入药剂，无不桴应。古今本草，皆无此体察物理之真发明，惟《寓意草》一见之，嘉言神悟，自不可及。〕当夫浮阳上越，蒙蔽灵明之时，正如云雾漫空，天地晦塞，非得沉潜之力，收摄阴霾，其何以扫荡浮埃，廓清宇宙？此真珠母、石决明、玳瑁、牡蛎、贝齿、龟板、鳖甲数者，所以为潜阳之无上妙剂。而石类中之磁石、龙骨，具有吸力者，其用亦同。虽药品亦甚寻常，而得效最为敏捷，断推此病之无等等咒。若金石类之黑铅、铁落、赭石、辰砂等，惟以镇坠见长，而不能吸引者，次之。然惟痰火上壅，体质犹实者为宜。而虚脱者，又当知所顾忌。其余如石英、浮石、玄精石、寒水石等，力量较薄，可为辅佐，非专阃材矣！〔批：说明物理之学，是真能格物致知者，岂附会五行空话所可同语！〕近人治痰热，多用猴枣，是西藏及印度产品。藏产者，颗粒甚小，其色深青而黑；印产者，大如鸡卵，而色淡青。考此物不见于古书，按其形状物质，盖亦牛黄之属，是气血有情，精神所聚，所以安神降逆，清热开痰，颇有捷验。而藏产者，质尤坚实，其力差胜。寿颐谓其色而黑，正与肝肾二脏相合，故能摄纳龙雷之火。而产于西陲，独禀庚辛金气，是以力能平木，以治肝胆横逆，正合其用。故闭证之痰热壅塞，得之足以泄降；而脱证之虚痰上壅，亦可藉以摄纳，并不虑其镇坠之猛。寿颐按：近人之治痰塞，每以珍珠为无上要药，其实亦止是介类潜阳之品，虽曰阴精所聚，未尝无清热摄纳之功。然按之实在效力，不过与牡蛎、决明、贝齿相似。而俗人宝之者，徒见其价贵兼金，耳食者固不辨真味也。窃谓数分珠粉之效用，远不如龙、牡盈两之煎剂。在富贵有力之家，消耗金钱，固亦无害，而在中人之产，又何能用财粪土？医者笔下可以造福，而亦极易造孽。尚望行道者随时留意，不必蹈此恶习，费而不惠。〔批：珍珠本是贵重之物，而以药理言之，性情功效不过如斯。若在赛珍会上，得毋大煞风景。然作者之意，乃是爱惜物力，非愤世嫉俗，焚琴煮鹤者所可引为同调。〕惟闭证犹近于实，则开关之初，即用此大队潜降，镇定其逆上之势，而重坠劫痰，亦所不忌，以其泛溢之气焰，尚是有余，而本根虽虚，犹未先拨，则青铅铁落之重，亦堪酌用。而脱证纯属于虚，则入手之始，即须固液恋阴，参合此潜阳之品，而金石重坠，不容妄试，以其垂绝之真元，所存无几，而千钧一发，暴绝堪虞。则萸肉、首乌等之可以收摄真元者，又必并行不悖矣。此则同是潜藏龙相，摄纳肾肝之大法，第证情有虚实之不同，即辅佐之品，随之而变。然其为柔和肝木之恣肆，歛藏上泛之浮阳，固无以异也。若其肝火之炽盛者，则气火嚣张，声色俱厉，脉必弦劲实大，证必气粗息高，或则扬手掷足，或则暴怒躁烦，耳胀头鸣，顶巅俱痛，则非羚羊角之柔肝抑木，神化通灵者，不能驾驭其方张之势焰，抑遏其奋迅之波澜。而古方如龙胆泻肝汤、当归龙荟丸、抑青丸等，皆是伐肝之利器，亦可因时制宜，随证择用。此则大苦大寒，迎头直击，与潜降之意微有不同。惟在临证时相度机宜，知所审择，固非片言之所能尽者。要知凡百病变，肝阳最多，而潜镇柔肝之治，收效亦最奇捷。〔批：触类旁通，益人智慧不少。〕果能善驯其肝，使不横逆，以治百病，胥有事半功倍之效。近贤王氏孟英治案，每以极平淡之药味，治人不能治之危疑大病，其生平所最得力者，多在此“柔肝泄化”四字之中，神而明之，会而通之，用处极多，固不仅治此眩晕昏瞀者之第一捷诀也。昔喻嘉言之论中风，尝谓表里之邪，大禁金石，盖犹以肝木内动之风，误认为外来之邪，袭于表里，惟恐金石镇坠，引之深入。岂知风自内生，苟非镇摄而安定之，万不能靖狂飚而熄浮焰。试读《千金》《外台》中风各方，金石之品，久已习见。即如《金匮》所附之风引汤一方，既用龙、牡，而又复用石药六种，清热镇重，盖已有见于风自内动，须用抑降之意。独惜古人不能明言其为肝风自动而设，则读者亦莫知其用药之精义。此中条理，尚非喻嘉言之所能知，更何论乎自桧以下。若时下医家之治此病，亦颇知清热之法，然仅知清热，终觉药力薄弱，不能胜任，远不如抑降之速效。此惟洄溪老人，尝一露其端倪，今得伯龙氏而始大畅其旨，可谓二千年来，国医学理乍辟鸿濛之绝大觉悟矣！〔批：推崇之极，真不愧前无古人。〕

第七节　论痰涎之宜于开泄

猝中之证，肝阳上扰，气升火升，无不挟其胸中痰浊，陡然泛溢，壅塞气道，以致性灵蒙蔽，昏瞀无知。盖气火之上乘，尚属无形，而痰浊之盘踞，是其实证焉。故窒塞喉关，声如曳锯者有之；盘旋满口，两吻流连者有之。不清其痰，则无形之气火，亦且未由息降。治痰之法，首在量其虚实，而为攻尅消导之等级。其形壮气实者，荡之涤之，虽猛烈之剂，亦无所畏，如稀涎散、滚痰丸、控诞丹、青州白丸子之类，皆可扫穴犁庭，以为权宜之计。其形馁气衰者，泄之化之，惟和平之药，乃可无虞，如二陈、杏、贝、枳实、竹茹之属，亦能开泄降逆，以助廓清之功。惟胆南星、天竺黄、竹沥数者，则性最和平，而力量尤堪重任。无论为虚为实，皆宜用为正将，庶几职有专司，克奏荡平之绩。惟痰本浊腻之质，且性又粘韧，非得芳香之物，不足以助正气而化浊阴。则石菖蒲根，气本芳烈，味亦浓厚，力能涤降垢腻，而不致窜散太过，无耗伤正气之虞，必也任为向导，直抵巢穴，恰如地位，不比脑麝之芳香猛厉，泄散无度，反以助气火之上越，耗垂尽之元阴也。若世俗每以牛黄为清心化痰之要药，不知此物专走心家，以清心热则有余，以涤痰浊则不足。且凡热痰之昏瞀，即其冲激脑经，以致性灵蒙蔽，非真能窜入血管，闭遏心房也。古书痰入心包，发为昏厥之言，本是理想。要知牛黄形质，极似心脏，外光洁而中空松，故为专走心家之药。若痰留隧络，而用此以引之入里，则日久留恋，乃真窒塞沉迷，无可泄化，其轻者，则不时频发而为癫痫。〔批：说尽牛黄利弊，又是古今未言之秘。〕试观人之病痫者，大率幼时多有痰热风惊之病，转展而成，未始非频服牛黄、脑、麝，香开直窜，有以酝成之也。〔批：痫病根源，尽在此数言之中。〕又有远志一物，俗书每以为能开心窍，不敢多用，实则味微苦，气微温，最是化痰良药，寿颐每喜用之，甚有捷验。则亦治痰之要药，而世俗多不敢用，正与牛黄之不当用而习用者相反，此皆为近人俗说所误。而古之本草，绝无此等臆说。盖晚近医家所见本草，无非从汪氏《备要》、吴氏《从新》，涉猎一二。而于古人名著，多未寓目。人云亦云，极少真实学识。寿颐于此牛黄、脑、麝、远志数者，俱从阅历得之，而深知其利害所在，敢笔之于此，以告同好，或亦窃附于举尔所知之义耳。〔批：勘透药性，极尽精微，始觉古今本草尚多模糊浮泛之语。〕

第八节　论气逆宜于顺降

猝中之病，火升痰升，喘促不止，皆气逆之为患也。西医但谓之血冲脑，而不及于气之一字者，以血为有形，剖验可见，气乃无质，剖验不可见。其亦知解剖家所得脑中之积水，何自而来，则其有生之时，气血交并，上冲入脑，迨生气既绝，而血为死血，气化为水，尤其确据。〔批：气本无形，而证以“气化为水”四字，则无形者，亦已有形可见。《素问》气血上菀之说，尤为精当。而剖验家止见死者脑中积水，而不能说明其即从气化而来，试令读此一节，吾知其亦必恍然大悟。〕可知调经论之所谓气血并走于上，则为大厥一条，尤为至理名言，初非如西学家之仅就耳目所能及者以立论也。所以治此者，不顺其气，则血亦无下降之理，而痰即无平定之时，肝阳无潜藏之法。且也其气能降，即调经论之所谓气反则生；气不能降，即调经论之所谓不反则死。然则定其横逆，调其升降，可不以顺气为当务之急乎？惟是顺气之药，亦正无多，而顺气之理，亦非一法。如上条所述潜阳镇逆，摄纳肝肾，以及化痰开泄数者，固无一非顺气之要诀。至如二陈、温胆之属，亦可为消痰降逆辅佐之品。又有所谓匀气散及乌药顺气散等方，选药虽未尽纯粹，而能知气逆之宜顺，是亦此病当务之急。若世俗之止知有苏子降气汤者，则其方名为降气，而药用当归、苏子之辛温，沉香、厚朴之苦燥，以治寒饮之气喘奔促则可，以疗肝阳之痰热上涌则不可。而或者更误读东垣气衰之论，欲引补中益气之成法，以施之于气升、痰升之病，则为害有不可胜言者矣。

第九节　论心液肝阴宜于培养

猝中之患，其标皆肝阳之暴动，其本即血液之不充。盖肝之秉性，刚而易动，必赖阴血以涵濡之，则柔驯而无暴戾之变。凡肝阳之恣肆者，无非血耗液虚，不能涵养，而后踊跃奋迅，一发难收。所以治肝之法，急则定其标，固以镇摄潜阳为先务；而缓则培其本，必以育阴养血为良图。惟真阴之盛衰系于肾，而血液之枯菀系于心。试观肝阳易动之人，多有惊悸怔忡、健忘恍惚诸证，谓非血少心虚之明验。则为肝病培本之计，自宜兼滋肝肾之阴，乙癸同源，诚非虚语。然亦必生心之血，助阴以涵其阳。此养心一层，又治疗肝阳者所必不可忽也。虽养心正药，亦是无多，不过枣仁、淮麦、柏子仁、茯神之类而已。其余则清热化痰，去其侵扰之病魔，即以安其固有之正气，以此宁神益智，奠定心君，亦已绰有裕余，功效固自可观。且当肝阳恣扰之时，多挟痰浊以肆虐，必不能早投补肾厚腻之药，反多流弊。而此养心宁神之法，清而不滞，淡而不浊，无助痰之患，有养正之功，可与潜镇抑降法门，并辔以驰，分途奏绩。又近贤为肝病善后，每以培养肝阴为唯一要务，则如高鼓峰之滋水清肝饮、魏玉璜之一贯煎等，皆主养阴，而能疏达肝气。苟其痰浊已化，亦可参用以培根本，此则治血虚风动之良法，固不专为暴仆昏迷者着想。而治暴仆者，骇浪初平，亦必有此一层步骤。彼夫立斋、景岳诸贤，止知厚腻养阴，滋填重浊，未免窒而不化，滞而不灵者，盖尚未达此中之一间者也。

第十节　论肾阴渐宜滋填

肝阳之病，肝为标而肾为本。苟非肾水不充，则肝气亦必不横逆。河间所谓肾水虚衰，不能制火者，本是确论。此养水滋肾一法，原是治肝阳者所必不可少。惟肾阴之虚，积之有素，驯至木失水养，而为暴动。然后推本穷源，以归罪于肾虚，是为研究病本之远因，必非治疗见证之急务。何况痰塞咽喉，气填中州之时，而谓滋肾粘腻之药，可以透此几重关隘，直达下焦，以补肾为治肝之本，宁是有理？此则不独立斋、景岳之用四物、六味于入手之初者，必有大害，即张伯龙之镇肝养水，并作一谈，寿颐终嫌其不分缓急次序也。惟在潜降摄纳之后，气火既平，痰浊不塞，乃可徐图滋养，以为固护根基，庶乎木本水源，滋填培植，而肝阳可无再动之虑，是亦此证善后之要着。〔批：滋填肾阴，非厚腻不为功。然是善后之良图，必不可恃为入手之秘诀。〕近贤如魏玉璜之一贯煎，薛一瓢之滋营养液膏、心脾双补丸，选药灵动，不嫌呆滞，最堪则效。若六味、四物等方，则古人言之已详，粗知医药者，多喜用之，而不佞终以为未尽纯正，不可浑沦吞枣，食而不知其味也。（六味方解，鄙人于钱仲阳《幼科笺》，及沈尧封《女科辑要笺》，言之甚详，必不可认作补肾主剂。而四物汤方，则守者太守，走者太走，临用时何可不随机增损也乎？）

第十一节　论通经宣络

猝暴昏仆，多兼手足不仁，半身不遂，或刺痛瘫痪诸证。其平居无病而忽然不用者，皆是气血上菀，脑神经被其扰乱而失功用。诚如张伯龙所言，但能潜降肝阳，则气火俱平，神经之功用，顷刻自复。必不可误与风药、燥药，行经走窜，反以扰乱大气，不得安静，非徒无益而又害之。然在庸耳俗目之见，岂不谓此是肢体大证，苟不通经宣络，何可以起废疾？不知病形虽在肢节，病源实在神经，不潜其阳，不降其气，则上冲之势焰不息，即神经扰攘，必无已时。凡属宣络通经之药，动而不静，行而不守，适以助其奔迅。此则通国之古今名贤，本未有悟彻此中原理者，一经揭破，当共恍然。

惟在数日之后，其势少息，其气少和，而肢体之瘫废如故，则当知经络隧道之中，已为痰浊壅塞，气机已滞，血脉不灵，脑神经之运用，至此乃失其固有之性，而真为肢节络脉之痼疾。从此，治疗殊非易言。然使尚在旬月之间，则隧道窒塞，犹未太甚，或尚有疏通之望。譬如机括欲停，关节不利，而为日无多，犹未锈蚀，急为擦磨，尚堪适用。此则通经宣络之法，亦不可少缓须臾。而古人治痹成方，始可采用。〔批：此病延之已久，则瘫废不随，皆无痊瘉之望。通络一层，聊尽人事而已。〕然此是用以治肢体之痹者，必须与猝病之初，火升痰升一层，划清界限，乃不自乱其例。究竟活血通络以疗瘫痪，亦仅可施之于旬月之间，或有效力。若其不遂已久，则机械固已锈蚀，虽有神丹，亦难强起矣！

寿颐按：上列内风暴动，猝仆痰塞治法八条，界限截然，次序步骤不可紊乱。果能施治如法，除非真气暴绝，顷刻告危不及用药者，必不可救，苟其神志瞀乱，肢体不随，气血上菀，而未至于一蹶不振者，皆有可起之望。频年经验，已愈多人。此虽生面别开，一似脱尽古人矩矱，要皆洞见症结，有理可寻。伯龙氏倡之于前，而寿颐申之于后，似于此证之曲折细微，约略已尽。若夫肝阳浮越，气焰横肆之时，禁风药升散，以助其气火之猖狂；禁表药疏泄，以速其亡阳之汗脱；禁芳香走窜，以耗散正气；禁温补刚燥，以消铄真阴；禁滋腻养阴，以窒塞痰浊；禁呆笨补中，以壅遏气化，则上文皆已详言之。世有好学深思之士，神而明之，此证虽危，或可十全六七也乎。

卷之三　古方平议

第一节　中风成方总论

中风方药，古人书中，《千金》《外台》为独多，大率皆温中解表之剂，固为外感之寒风立法者也。今者血冲脑经之理，既昭然若揭，则古方虽多，必不能复适于用。据新发明之学理，以正古人之误，既不能为古人曲为讳饰，亦不必能为古方曲为说解。惟是就新治验而言用药之理法，则闭者宜开，脱者宜固，气火之升宜于抑降，肝阳之扰宜于清泄，痰涎之塞宜于涤化，阴液之耗宜于滋填。凡此种种，无一非古人已有之成法。即谓汉唐诸方，多属温中散表，而细读《千金》《外台》两书，已觉清热开痰凉润潜镇各法，亦无一不具于各方之中。但所用诸药，多以清凉潜降之药，并列于温燥辛热队中，几令人莫明其用意之所在。此则风气为之，相沿成例，一若欲治此病，非杂以温辛升散，必不可以立方者，不得不谓古人之奇癖。然如《千金》之竹沥饮子、生地黄煎等方，纯是清凉世界，已是内热生风之专剂。又如《千金》之紫石散（方即《金匮》附方之风引汤）、五石汤等，重用石药，镇摄气火，又明明为浮阳上越者立法，又岂得谓古人竟不知有肝火、肝风内因之病？特以古书中似此清凉镇摄之方，本不若温燥升散之众，而《千金》《外台》二书，又以杂厕于温散大队之中，则读者亦多忽略阅过，不复注意。且古人又不肯明言此为镇定内风之法，而浅者读之，亦不能识其精义。或又杂以温药、表药，同列于一方之中，尤令人意乱神迷，瞠目咋舌，莫名其妙。此则披沙拣金，非大有学力，大有见识者，不易猝辨。苟不为之揭出而申明之，恐学者亦未必能自得师，善于运用，则古人精蕴，仍在若明若昧之天。国学不昌，其弊亦正坐此。寿颐所读前人著作，恒病其每有一书，无不自制方药以为标榜。然清彻者少，庞杂者多。甚者每以古人成方，少少增损，即别标一汤饮之名目。试为考其实际，仍是寄人篱下，不能自成一方，徒令阅者目眩心迷，难于记忆，盖亦医界著述家之通病。似此多而无用，徒覆酱瓿，殊觉可嗤。〔批：说尽医书标榜习气，嗤痴家读之能无自赧！〕窃谓伊古成方，本已诸法咸备，更何必妄费精神，叠床架屋，重累不已。爰为选择旧方，分类编次，而申言其制方要旨，颜曰平议。不欲别立新方，等于自炫，以见学理虽似新有发明，而治法仍不外乎古人所固有，庶乎古之精义，不致泯没无传，而后之学者，亦不敢师心自用，蔑视往哲。是则寿颐阐扬国粹，申旧学以励新知之微意也。惟于方中之议论药物，其精切或不合处，均为阐明驳正，意在辨别良窳。为初学醒目之计，庶乎示之南针，易分泾渭。自知僭妄，所不敢辞，明哲见之，尚其谅此。

第二节　开关之方

闭证宜开，开其关窍，决其痰塞，使得纳药也。古书之治猝中者，恒用苏合香丸、牛黄清心丸、至宝丹等，以脑麝为开窍必须之物。不知此病是肝阳之上扰，芳香疏散，反以开泄，则气火愈浮，为害更烈。于闭证之痰塞者，尚如矛戟，而脱证则更以耗散其垂尽之真元，其祸可知矣。故猝中痰壅而误投大香大开之药，未有不速其毙者。惟尤在泾《金匮翼》治猝中八法，第一开关，止录开痰数方，而绝不杂入龙脑、麝香一味，最是识透此层玄奥。寿颐于此，不录苏合、至宝诸方者，承尤氏意也。喻氏《医门法律·中风篇》谓猝中灌药，宜用辛香，大谬！陈修园《医学三字经》，以续命汤为开邪之闭，尤其梦中说梦。

救急稀涎散（宋·许叔微《本事方》）治中风忽然昏若醉，形体昏闷，四肢不收，风涎潮于上膈，气闭不通。

猪牙皂角（四两，肥实不蛀者，去黑皮）晋矾（光明者）一两

细末研匀。轻者半钱，重者三字匕，温水调灌下。不大呕吐，但微微冷涎出一、二升，便得醒，后缓而调治，不可大服，亦恐过伤人。孙兆方。

寿颐按：所谓半钱者，古方书亦谓之半钱匕。盖即以铜钱为抄药之匕，取药末一钱之半，使不落为度，非宋以后十钱为一两之钱。本条之三字匕，则取药末当一钱之三字为度。唐宋方书多有所谓一字三字者。盖自唐有开通元宝之钱，一钱四字，以钱抄药，得钱之半，即谓之半钱匕，又减其半则为一字。而所谓三字者，则得一钱四分之三也。其用一个钱抄满药末，则即谓之一钱匕，皆量药之制度，与宋以后权衡钱两之钱不同。

附：《齐氏医案》神应散（四川叙州齐有堂秉慧著。嘉庆十一年自序刊行） 治时气缠喉，水饮不下，牙关紧闭，不省人事等证。

明雄黄（飞细） 枯矾 藜芦（生用） 牙皂（炙黄）

等分为末，每用豆大，吹入鼻中，取嚏吐痰，神效。

【方解】寿颐按：稀涎散为开痰泄壅圣药。凡痰塞喉关，咯吐不出者，得之非吐即下。治气火挟痰上逆必需之品。惟气味俱烈，实火为宜。若脱证虚阳上浮，亦有痰涎盘踞，则不可轻试。凡开痰诸方，皆为闭者立法。苟遇虚脱之证，胥当审慎。

胜金圆（《本事方》） 治同前。

薄荷半两 猪牙皂角二两，捶碎，水一升，同薄荷捣取汁，慢火熬成膏，瓜蒂末 藜芦末各一两 硃砂半两（研末）

上将硃砂末一分，与二味末研匀，用搜膏子，和圆如龙眼大，以余硃砂为衣，温酒化服一圆。甚者二圆，以吐为度。得吐即省，不省者不可治。许叔微曰，《必用方》论中风无吐法。然如猝暴涎生，声如引锯，牙关紧急，气闭不行，汤药不能入，命在须臾，执无吐法可乎？予用此二方，每每有验。寿颐按：自唐以前，二十四铢为两，用药分量，则以六铢为进退。读仲景方药，时有所谓六铢、十二铢、十八铢者，可见古人药量轻重之数，恒以一两作四分加减。凡古方以铢两计者，皆当以此准之，不应有二铢或四铢之法。而今本《伤寒论》《金匮》，间有所谓二铢、四铢者，则传写者之讹误。自《金匮》以及《千金》《外台》各方，则药味重量，多有以分计者。(《金匮》赤小豆当归散，当归十分。又乌头赤石脂丸，乌头一分。又鳖甲煎丸、薯蓣丸两方，则全方药物，俱以分计。《千金》《外台》二书，药以分计者，多至不可枚举。)考权衡之制，药量称分，其重若干，于古无征。近人则谓《金匮》《千金》《外台》之一分，即是六铢，准以《伤寒》《金匮》方之铢数，差为可信。又有谓此分字当读去声，则未有确据，不敢附和。惟此分字之重量，不可误认为宋以后一钱十分之分。是方所用硃砂半两，而方下云将硃砂末一分，研和诸药为圆，又以余硃砂为衣，则即半两平分之。凡得二分，可为六铢一分之确证。又按：《淮南子·天文训》

十二粟为一分，十二分为一铢。许叔重《说文》“称”字说解，同于《淮南》《玉篇》亦训铢为十二分。又《说文》“铢”字说解，则谓十分黍之重，似与《汉书·律历志》应劭注十黍为絫，十絫为铢相合。盖以一絫为一分，则黍十分之重为一铢。此二说之分虽不同，而证古时权衡，铢下更别有所谓分者，则与六铢为一分之说，又是大异。

【方解】寿颐按：此方亦即稀涎散之变法，主义本在取吐痰涎。方中薄荷，殊属无谓。而古人杂用此物者，则仍泥煞中风名义，认作外感风邪，欲以薄荷作疏风用耳。古人中风各方，无不如此，下一方有薄荷，亦此意也。

通关散　治卒中口噤，气塞不省人事。

细辛　猪牙皂角

等分，炒炭为末。每少许，吹入鼻中取嚏。一方加薄荷。一方南星、半夏、皂角等分为末。用如上法。

白矾散（《圣济》）　治急中风，口闭涎上，欲垂死者。

白矾二两　生姜一两（连皮捣，水二升，煎取一升二合）

二味合研，分三服，旋旋灌之。须臾吐出痰，方可服诸汤散。若气衰力弱，不宜吐之。寿颐按：气升、火升，显见肝阳暴动者，生姜必不可用。

【方解】尤在泾曰：此方以白矾涌泄为主，佐入生姜，辛以开之也。

又方：

白矾如拇指大一块（为末） 巴豆二粒（去皮膜）

二味于新瓦上煅令焦赤为度，炼蜜丸，芡实大。每用一丸，绵裹，放病人口中近喉处，良久吐痰，立愈。一方加皂角一钱，煅，研取三分，吹入鼻中。寿颐按：皂角即牙皂，宜炒不宜煅。

【方解】尤在泾曰：巴豆为斩关夺门之将，用佐白矾以吐痰。因其性猛烈，故蜜丸含化，是急药缓用之法。寿颐按：巴豆最是猛烈，此方且不去油，如曰含化，则虽用蜜丸，必不能少减其毒。虽可开痰，必至上吐下泄。观此方用绵裹纳入口中近喉，引之吐痰，是仅取其气，不食其质，必以线缚住此绵裹之药，不令吞咽。俟得吐而引药去之，是古人用意之周密处。〔批：读古人书，必须随在细心体验〕尤氏竟认作蜜丸含化，似是而非，不可不正。

第三节　固脱之方

脱证宜固。古方除独参、参附外，绝少他法。寿颐拟恋阴益液，如参麦、萸肉、五味、阿胶、鸡子黄等，亦是固脱必要之药。而在浊阴上泛，虚阳飞越之时，古有三生饮、三建汤、养正丹、黑锡丹诸法，皆所以镇遏阴霾，挽回阳气，未始非急救之良药。又如刘河间之地黄饮子，喻嘉言之加减资寿解语汤，亦治肾脏阴阳二气下脱之法。兹汇集于此，以备脱者固之之用。

资寿解语，惟有加减者可用。若原方则必无对药之病。不佞于前卷及本方下议之甚详。

独参汤 治元气暴脱，忽然肢冷汗出，气怯神疲之证。

人参一味，浓煎频灌，不拘时服。

【方解】寿颐按：猝中之证，忽然气短神疲，身冷体踡，目合口开，二便不禁，不问有痰无痰，有汗无汗，皆阳气暴脱，非人参大力，不能救危俄顷。若踡冷已甚，且非参、附不可。《王孟英医案初编》一卷，周光远登厕暴脱，仓猝不及得药，以三年女佩姜，煎服而安，亦回阳之妙法。此是阴阳两气，自为脱离，少迟片刻，即不及救。其病情虽近于内风暴动，实则并非风阳，直是阴阳离绝，故谓之脱。〔批：诠解暴脱之证情病理，阐发极细。〕其危愈速，不及用药者甚多，养生者不可不知。若误用风药、痧药，及芳香开窍之药，则更速其毙。

参附汤 治猝暴昏仆，目合口开，体冷汗流等证。

人参　附子

【方解】尤在泾曰：此方为救急之法。药止二味，取其力专而效速。用人参须倍于附子，五钱、一两，酌宜用之。姜水煎服，有痰加竹沥。寿颐按：参附为回阳救急要剂，盖阴脱于里，阳亡于外，独参犹恐不及，故必合之气雄性烈之附子，方能有济。如阳未尽越，肢冷未甚，可用炮附；如阳气暴绝，冷汗淋漓，则非生附子不可。

三生饮（《局方》） 治猝中痰塞，昏仆不醒，脉沉无热。

生南星　生白附子　生川乌等分

加木香、生姜，水煎服。

【方解】寿颐按：痰涎壅塞，而脉已沉，且身无热，则唇舌淡白，可想而知是为寒痰上涌。胸中清阳之气，已为浊阴蔽塞不通，非燥烈大温，不能开泄。此方三者俱用其生，非仅为回阳计，正赖其雄烈刚燥，始能驱除浊阴。苟得阴霾一开，寒痰少减，即当随证用药，似此大燥大烈，非可多服频服也。

星附散（《本事》） 治中风能言，口不㖞斜，而手足亸曳。

南星　半夏（二味薄切，生姜汁浸透）　川乌　白附子　黑附子　白茯苓　人参　白僵蚕　没药各等分

上为粗末，每服二钱，水、酒各一盏同煎，至八分，去滓，热服。二、三服，汗出瘥。

【方解】寿颐按：方用星、夏、乌、附，本为真阳式微，寒痰上涌而设，非治外风。水、酒同煎，热服得汗，则寒痰开泄。阴霾既化，阳光复辟之征也。许叔微

附会手足亸曳为中腑，不脱宋金元人中经络、中腑、中脏之陋习。喻嘉言收入《医门法律》，亦谬谓治虚风寒痰，以为得汗则风从外出而解，不知寒痰上涌乃真阳欲绝，非外来暴感。制方之意，止欲回阳，本无散邪之药，乃喻谓一派温补，热服得汗，即是发散，岂非痴人说梦！寿颐又按：方下所谓手足亸曳，是不痛不僵，而但无力，不能自持，不能自主。此证若因虚得之，其来以渐，则气血俱衰，不能荣养筋骨，治法当大剂滋补。若猝然而起，则气血上菀，脑神经不用之病，治法当镇定气火，皆非本方之一派辛温，可以妄治。盖本方之实在主治，止为真阳暴脱，阴霾逆涌，面青唇白，冷汗自流，或冷汗如油，脉脱喘促者急救之法，而方下主治全不相合，岂是制方之本意？〔批：古方下之主治，确多此弊。读古书者，不可不自有见识，分别泾渭，庶几不为古人所误，然而已非易事矣！〕若谓此方可治中风，则仍是误认此虚脱之病，为外来之寒风。凡古人成方，最多药不对病之主治，盖皆展转传钞，多为浅人妄改，久失本来面目，必非制方之人，竟能为此文不对题之呓语。许叔微《本事方》，尚是佳作，而犹有此药不对病之谬，何怪乎俗本医书，更多牛鬼蛇神之幻。此善读古书者，不可不自出手眼，识透渊微者也。

三建二香汤　治男、妇中风，六脉俱虚，舌强不语，痰涎壅盛，精神如痴，手足偏废。此等不可攻风，只可补虚。

天雄　附子　乌头各二钱（俱去皮脐，生用）沉香　木香各一钱（俱水磨汁）

作二服，每服水盏半，姜十片，煎七分，食前服。〔批：食前服药，盖谓饥时则胃气虚灵，药力易于展布，非服药而即以食进也。〕

寿颐按：宋代以前，药量未有称几钱者。此方称各二钱，各一钱，则宋人所定之方法也。

【方解】喻嘉言曰：此方天雄、附子、乌头，并用其生，不加炮制，惟恐缚孟贲之手，莫能展其全力。必因其人阴邪暴盛，埋没微阳，故用此纯阳无阴，一门三将，领以二香，直透重围，驱逐极盛之阴，拯救将绝之阳。乃方下妄云治中风六脉俱虚。又云不可攻风，只可补虚，全是梦中说梦！当知此证，其脉必微而欲绝，不可以虚之一字，漫无着落者言脉。其方更猛悍毒厉，不可以“补虚”二字，和平无偏者言方，此方书所为以盲引盲耶！〔批：嘉言此论，确切不刊。〕寿颐按：此方为寒痰凝结立法，即从三生饮加二香，欲其行滞，名曰三建。以三者力猛，可以建立阳气，制方之意，不为无见。而方下竟谓补虚，岂以古人参附、术附、芪附等法，列于补虚一类，而遂误认天雄、乌、附为补药耶！嘉言讥之，诚非苛论。以此知古人佳方，为方下议论庞杂，而反以埋没立方本旨多矣！

养正丹（《本事》） 治虚头旋，吐涎不已。

黑铅　水银　硫黄　朱砂各一两

上用建盏一只，火上溶铅成汁，次下水银，用柳杖子打匀，取下放少时，下二味末打匀，令冷取下，研为粉，用米饮圆，或用枣肉圆，如梧子大。每服三十粒，盐汤下。此药升降阴阳，补接真气，非止治头旋吐涎而已。

【方解】寿颐按：下元阳虚，阴气逆上，而为虚风眩晕，冷涎盘旋者，非温肾合重坠之品，不能镇虚定逆，摄纳元气。黑铅、硫黄，一寒一温，一阴一阳，制炼成丹，水火既济，能收摄浮泛之虚阳，而归之于肾家旧宅。调其升降，定其阴阳，救颠扶危，其效甚捷。古方如金液丹、灵砂丹之类，成方不少，大旨相近。今录养正、黑锡二方，以见一斑。但汞能变化，铢不得法，易还原质，亦多流弊，不如黑锡丹无汞之驯良。今人于浊阴上逆之证，宁用黑锡，而不用汞者，良有以也。〔批：水银之弊，不可不知〕

黑锡圆（《本事方》） 自注：此丹阳慈济真方。寿颐按：《镇江府志》僧兹济、神济，居丹阳普宁寺，有黑锡丹方，以医名于宣和、政和、建炎、绍兴间。

黑铅　硫黄各三两（二味溶化结砂子） 舶上茴香　附子　胡芦巴　破故纸　川楝子肉　肉豆蔻各一两　川巴戟　木香　沉香各半两

上将砂子研细，余药为末，研匀入碾，以黑光色为度。酒糊圆，梧子大，阴干，贮布袋内，擦令光莹。如丈夫元脏虚冷，真阳不固，三焦不和，上热下冷，夜梦鬼交，觉来盗汗，面无精光，肌体燥涩，耳内虚鸣，腰脊疼痛，心气虚乏，精神不宁，饮食无味，日渐憔悴，膀胱久冷，夜多小便；妇人月事愆期，血海久冷，及阴毒伤寒，面青舌卷，阴缩难言，四肢厥冷，不省人事。急用枣汤吞下一、二百圆，即便回阳。但是一切冷疾，盐酒或盐汤，空心吞下三、四十圆，妇人艾醋汤下。此药大能调治荣卫，升降阴阳，安和五脏，洒陈六腑，补损益虚，回阳返阴，功验神圣。《局方》有肉桂，无巴戟。一方有阳起石。

【方解】寿颐按：此治浊阴上泛，气虚喘促必备之药，喻嘉言极推重之。凡老人、虚人，肾气不固，真阳无权，阴寒上冲，咳逆频仍，喘不得卧，气不得息者，非此不治。用之得当，屡奏奇绩。此纳气定逆，镇阴回阳之无上神丹也。

地黄饮子（河间《宣明论》） 治瘖废肾虚厥逆，语声不出，足废不用。

熟地黄　巴戟肉　山萸肉　石斛肉　苁蓉　附子（炮）　五味子　官桂　白茯苓　麦门冬　菖蒲　远志肉

各等分，每服三钱，生姜五片，大枣一枚，水煎服。

【方解】寿颐按：河间是方，用意极为周密，是治肾脏气衰，阴阳两脱于下，而浊阴泛溢于上，以致厥逆肢废，瘖不成声。其证必四逆肢清，或冷汗自出，其脉必沉微欲绝，其舌必滑润淡白，正与肝阳上冒之面赤气粗，脉弦或大者，绝端相反。故以桂、附温肾回阳，萸、戟、苁、地填补肾阴，麦、味收摄耗散。而又有浊阴上泛之痰壅，则以菖蒲、远志之芳香苦温为开泄，茯苓之纳气为镇坠，庶乎面面俱到，果是肾虚下脱，始为适用，徐洄溪之治验可征。若气升、火升之猝然瘖废者，此方万万不可误投，说已见前第一卷中。

资寿解语汤（喻嘉言） 自注：治中风脾缓，舌强不语，半身不遂。

防风　附子（炮）　天麻　酸枣仁各一钱　羚羊角（镑）　官桂各八分　羌活　甘草各五分

水煎，加竹沥二匙，生姜汁二滴。

【方解】嘉言自注谓此方治风入脾脏，舌强不语之证。至于少阴脉萦舌本，肾虚风入，舌不能言者，则用此方去羌、防，加熟地、何首乌、枸杞子、甘菊花、胡麻仁、天门冬，治之获效云云。寿颐按：喻氏之论中风，只认作外感之风，深入五脏，而绝不知有内动之肝风，所以《医门法律》中风一篇，方论虽多，全是乱道，妄不可听。此方连竹沥九味，杂乱无章，本是摹仿古人诸续命汤而为之，温凉并列，或散或收，亦升亦降，全无法度可言。其方下所谓中风脾缓，舌强不语，半身不遂云云，其意盖谓脾主四肢，风邪入脾，因为舌强不遂之病，都是理想所虚构，究竟无此病情。且“脾缓”二字，尤其向壁杜撰。试问脾脏而缓，其病理如何？其病形又复如何？欺人之尤，最是可笑！〔批：喻氏此方主治，所谓中风脾缓，确是杜撰。然中风一门，古今各书所述种种病理，其能免于杜撰者，果有几何？〕总之古人不知有气血上菀脑神经之病，乃欲自抒所见，幻出空中楼阁。强不知以为知，妄作聪明，原为国医著作界中一大黑幕，误尽后学。惟嘉言于此方之后，谓少阴肾脉不萦舌本者，以此方去羌、防，加熟地、首乌等治之获效，则是肾气虚脱之病，故用药与河间地黄饮子相近，而功用略同。然嘉言于此，尚谓是肾虚风入，舌强不语，终误认为外风之直入肾家。不知既是外风，何以方中反去羌、防？既去羌防，则方中桂、附、熟地、首乌、枸杞诸物，何能祛外入之风？岂非药不对病，仍在耳里雾中，痴人说梦。今录是方，取其加味而去羌、防，有合于肾虚下脱之治，非欲以疗外风之入脾入肾也。然果是肾气下脱，则方中羚角、竹沥，亦所不宜，不若用河间之方为佳。盖嘉言制为此方，本是胸无定见，随意谈谈，复何能选药纯粹，切合病理？固远不如河间之地黄饮子，尚有一种实在证情，可以见病治病，一丝不紊耳。

第四节　潜阳摄纳之方

猝中之病，今既知气血并走于上之真理，则治法必以潜阳降逆，镇定其上升之势为第一要务。但读古书续命诸方，一例温散，岂不谓古人之病，必非今人之病，各趋一路，未可强同。然细检《千金》《外台》二书，则潜降方法，已是所在而有，苟非气火上升，试问龙、牡、石英、石膏、寒水石诸药，何所用之？爰为选录数方，而申明其真义，可见古人之病，固亦无以异于今人之病，而今人之法，仍是旁搜远绍，祖述古人之法耳。惟古人不肯明言此为内热生风而设，则虽有良方，读者终不能悟其妙用，今特表而出之，庶可与人共喻，古人有知，亦当默许。所望善读古书者，能自取材而神其运用，则病家之福，而亦学医之一大阴隙也。

风引汤（《金匮》附方）　除热瘫痫。

大黄　干姜　龙骨各四两　桂枝三两　甘草　牡蛎各二两　滑石　石膏　寒水石　赤石脂　白石脂　紫石英各六两

上十二味，杵为散。取三指撮，井花水三升，煎三沸，温服一升。

《千金》作紫石散，治大人风引，小儿惊痫瘛疭，日数十发，医所不疗者。桂枝作桂心，甘草、牡蛎作各三两，余同。寿颐按:《金匮》附方，以风引为名，甚不可解。据《千金》《外台》谓治大人风引，盖谓由于内风之引动耳。不如《千金》作紫石散较为明显。

《外台秘要》作崔氏疗大人风引，少小惊痫瘛疭，日数十发，医所不能疗，除热镇心紫石汤。六石作各八两，余同《千金》。《外台》此方后云：永嘉二年，大人、小儿频行风痫之病，得发例不能言，或发热，半身掣缩，或五六日，或七八日死。张思惟合此散所疗皆愈。

【方解】寿颐按：《金匮》此方，本是后人附入，非仲景所固有。《千金》载徐嗣伯“风眩十方”，此其第二。《外台》则作崔氏，可见古人用之者众。方以石药六者为主，而合之龙、牡，明明专治内热生风，气火上升之病，清热镇重，收摄浮阳，其意极显。若引《素问》气血并走于上而为大厥之病理，而以此等药物降其气血，岂不针锋相对？《千金》引徐嗣伯自注：风眩之病，起于心气不足，胸上蓄实，故有高风面热之所为也。痰热相感而动风，风火相乱则闷瞀，故谓之风眩。大人曰癫，小儿则为痫，其实则一。此方疗治，万无不愈云云，固已说明内热动风，热痰上涌，则六朝时人，已知此病之本于内因，初不待河间、丹溪，而始有痰火之论。惟遍读《千金》《外台》，能发明内热生风者，仅仅徐嗣伯、许仁则二家，此外绝少同调。而后人读之，亦复不甚注意，遂致古人良法，泯没无传，医学荒芜，能无感慨？〔批：此六朝时人知有内风、内热之明证，读者须当注意。〕且是方久附《金匮》，习医者当亦无人不知。然制方之意，皆不能领悟。对此龙、牡、六石，谁不瞠目而莫名其妙。则以今本《金匮》此方之下，止有“除热瘫痫”四字，语焉不详，何能识得此中微蕴？而绝不知《千金》《外台》，说之已极详析。此则俗子自安谫陋，不能多见古书之弊。惟此方既已专用潜镇清热为治，则风是内动之肝风，且是蕴隆之风火确然无疑。而方中犹杂以姜、桂二物，究属不类，必宜去之，而加以开痰泄化之品，则完善矣。

张文仲疗诸风寒水石煎散方（《外台》）：

寒水石　石膏　滑石　白石脂　龙骨各八两　桂心　甘草（炙）　牡蛎（熬）　各三两　赤石脂　干姜　大黄各四两　犀角屑一两

上十二味捣筛，以水一升，煮五、六沸，内方寸一匕药，煮七、八沸，澄清顿服。

【方解】寿颐按：此方即上方去石英而加犀角，更可见此类镇坠清热之法，固亦盛行于当时。再加犀角者，谓非治内热之病而何？则方中仍用桂心、干姜，终是不伦不类。药剂学中，宁有此冰炭一炉之理？且犀角专清心热，以治肝火内风，不如羚角之捷效。方下内方寸一匕药之“内”字，读如纳。牡蛎必须生用，咸寒沉降，是其专长。若经火煅，则成石灰质，若燥涩滞，以治此病，适得其反，非徒无益，而又害之。此方下注一“熬”字，必是妄人所窜入，非制方之本意。

《广济》疗风痫卒倒呕沫无省觉方(《外台》):

麻黄(去节) 大黄 牡蛎 黄芩各四两 寒水石 白石脂 石膏 赤石脂 紫石英 滑石各八两 人参 桂心各二两 蛇蜕皮(炙)一两 龙齿(研)六两 甘草(炙)三两

上十五味,捣筛为散,八两一薄,以绢袋盛散药,用水一升五合,煮取一薄,取七合,绞去滓,顿服之。

【方解】寿颐按:此方仍是前方之加味,去干姜而更加黄芩,则治内热生风,尤为明显。而方中仍有麻黄、桂心者,终不脱古人续命治风之习惯。然制此方者,既以大黄、黄芩、石膏、寒水石等苦寒清泄为主,胡再杂入麻、桂?类乎不类,古人当亦无此浑沌方法,岂皆为妄人之窜入耶?是固未可知者也。方下谓八两一薄,又谓煮取一薄,似即服药之服字。然借薄为服,太不经见,或亦传写之误。

《广济》疗风邪狂乱失心安神定志方(《外台》):

金银箔各一百 石膏 龙齿 铁精 地骨白皮 茯神 黄芩 生干地黄 升麻 茯苓 玄参 人参各八分 虎睛一具 牛黄 生姜各四分 麦门冬十分 枳实 甘草 葳蕤 芍药各六分 远志(去心) 柏子仁 白藓皮各五分

上二十四味,捣筛,以蜜和为丸。食后少时,煮生枸杞根汁,服如梧桐子二十丸,日二服,渐加至三十丸。

【方解】寿颐按：风邪而曰狂乱失心，实即气血上冲，脑神经失其知觉之病。古人不知有神经之病理，乃致有认作失心之奇语。虽曰风邪，明是内动之风阳矣！《广济》此方，用金银薄、铁精、石膏、龙齿诸药，正是潜阳镇逆之妙用。欲使气血安定，则脑神经之功用自复。其余清热养液，化痰育阴，无不近情。而方中不犯一味温燥疏散，尤其切合。惟升麻升腾，必非所宜。议易以天麻，厚重而可以息风，更为恰当。

崔氏疗风邪虚悸，恍惚悲伤，或梦寐不安，**镇心汤方**（《外台》）：〔批：崔氏此方，所谓虚悸恍惚悲伤，梦寐不安。又后方谓热风惊掣，心忪恐悸，无非阴虚阳扰，神魂不宁，而犹认是风邪。古人之愚，真不可及〕

茯神　半夏（洗）　生姜各四两　羚羊角（屑）　当归　人参　防风　芎䓖　杏仁（去皮尖）　桔梗各二两　龙齿　石膏各三两　防己　桂心各一两半　竹沥一升

上十五味，以水二斗，煮减半，内竹沥，煮取二升八合，去滓，分温三服。

【方解】寿颐按：此亦神经病潜镇之法。清热化痰，其旨极显。生姜、半夏同用，即以解半夏之毒，此古人未有制法之通例。惟桂心终是不类。防风、川芎亦不可用。

《千金》疗风癫方：方见《外台》，注曰出第十四卷，而今本《千金方》第十四卷中未见此方。

茯神　白龙骨　龙齿　龙角　龙胆　蔓青子　铁精　干姜各十分　人参　远志去心　黄连　大黄各八分　芎䓖　白芷　黄芩　当归各六分　桂心（去皮）五分

上十七味，末之，蜜和丸，汤服十五丸，如梧子大。日二，稍稍加之，以知为度。寿颐按：龙角今所不用，而《外台》第十五卷两见之。盖亦龙骨、龙齿之类，皆是矿石。

【方解】寿颐按：此方以龙齿、龙骨、龙角、铁精为主，其镇逆之力甚厚。且合以三黄，则专治内风内热，尤为明显。乃方中仍有桂心、干姜，真是古人之习惯矣。

崔氏疗热风惊掣，心忪恐悸，风邪狂叫，妄走极效方（《外台》）：〔批：狂叫妄走，岂非气火上冲，神经错乱。而方下犹谓是风，所谓风病可知矣。〕

茯神三两　杏仁三两（去皮尖双仁）　升麻　白藓皮　沙参各二两　龙齿六两　寒水石一斤（碎）石膏二十两（碎）　生麦门冬（去心）四两

上九味以水一斗二升，煎取三升，去滓，分温为三服，相去如人行十里许。若甚者，减水二升，内竹沥三升，先用水煮九沸，然后内竹沥，煮取三升，服如上法。

【方解】寿颐按：此方重用龙齿、寒水石、石膏，清热镇坠之力尤专，以治气血并走于上更佳。且方中不杂温药一味，又古方之不可多得者，但升麻可议耳。

张文仲疗诸风煮散方（《外台》）：

茯神六两　防风　牛膝　枳实（炙）　防己　秦艽　玄参　芍药　黄芪　白藓皮　泽泻　独活　人参各四两　桂心三两　五味子一升（碎）　薏苡仁一升（碎）　麦门冬一两（去心）　羚羊角二枚（屑）　石膏一斤（碎）　甘草三两（炙）　磁石二十四两

上二十一味，切作二十四贴，每日取一贴。着杏仁十四枚，去皮尖双仁者，碎，以水三升，煮取一升，去滓，空腹顿服。

【方解】寿颐按：方以磁石、石膏为君，确是重以镇怯，摄纳浮阳之意。则所谓治诸风者，明明内动之风，而非外感之风。羚角、玄参、芍药、五味、麦门冬、凉润欽阴，又皆为肝阳上浮立法，岂非与续命等方之专主温辛疏表者，各异其趣？但本方犹有桂心、防风、独活数者，则仍与外风之方，浑溶于一炉之中，不可不谓古方之未尽精密。

五石汤（《千金》）治产后猝中风，口噤，倒闷吐沫，瘛疭眩冒不知人。

紫石英三两　钟乳　赤石脂　石膏　白石英　牡

蛎　人参　黄芩　白术　甘草　栝蒌根　芎䓖　桂心　防己　当归　干姜各二两　独活三两　葛根四两

上十八味末，五味㕮咀。诸药以水一斗四升，煮取三升半，分五服，日三夜二。一方有滑石、寒水石各二两，枣二十枚。

【方解】寿颐按：方以五石为君，明是潜阳镇逆之意，而黄芩、蒌根、人参、甘草，又皆清热养阴之品。则所谓治产后中风，口噤倒闷等证者，岂非血去阴伤，肝阳暴动，内热生风之病？是与古方之豆淋酒、独活紫汤等法，治外感风邪而痉厥瘛疭者不同。惟桂心、干姜，终不脱惯用温药之套法。善学古人者，必不可不知所变化也。

铁精汤（《千金》）治三阴三阳厥逆，寒食胸胁支满，病不能言，气满胸中急，肩息，四肢时寒热不随，喘悸烦乱，吸吸少气，言辄飞飏，虚损方：（寿颐按：支满之支，读为榰。）

黄铁三十斤（以流水八斗，扬之三千遍，以炭烧铁令赤，投流水，复烧七遍，如此澄清取汁二斗）　人参三两　半夏　麦门冬各一斤　白薇　黄芩　甘草　芍药各四两　石膏五两　生姜二两　大枣四十枚

上十味，内前汁中，煮取六升，服一升，日三服，两日令尽。

【方解】寿颐按：此方以铁精为主，重以镇逆，可

见其所谓治厥逆者，即是《素问》所谓血气并走于上之大厥也。胸胁楮满，气满，胸中急，肩息（肩息者，喘息抬肩，气之上奔也），喘悸烦乱，吸吸少气，皆气逆壅塞，有升无降之候。病不能言，言辄飞扬，则大气涣亡，神情瞀乱，无一非内风暴动，火升、痰升之证。故以铁落镇坠，姜、夏开痰，薇、芎、膏、芩清热摄纳，立方法度，极合机宜。假令方中止此数物，则以治肝阳厥逆，岂不吻合？惟参、麦、甘、枣，厚腻滋填，未尽纯粹。而方下乃谓治三阴三阳厥逆，则开口已含糊不切。而“寒食”二字，尤其文不对题，药不对证。此是古书之必不可泥，而亦必不能信者。惟在善读书者能自化裁，信其所可信，而疑其所可疑，然后可集古人之长，始不为古人所误，亦不受古人之愚。昔贤尝谓用古方以治今病，譬如折旧料以建新屋，终有大小长短之不齐，不经匠氏斧斤，何能处处合拍。学者岂可不知此理，然苟非具有灼见，盖亦难言之矣！

真珠母圆（《本事》）治肝经因虚，内受风邪，卧则魂散而不守，状若惊悸。

真珠母三两（研细同碾） 熟干地黄 当归各一两半 人参 柏子仁 酸枣仁各一两 云茯神 暹罗犀角 龙齿 海南沉香（忌火）各半两

上为细末，炼蜜为丸，如梧子大，辰砂为衣。每服四五十圆，金银薄荷汤送下，日午、夜卧服。寿颐按：

方下云金银薄荷汤下，盖以金银之重，镇定肝阳，然引用薄荷，是仍以为外风矣。详此方主义，本以镇定其内动之风阳，与薄荷之疏散外风者，殊属矛盾。或曰当作金银薄，盖传写者衍一荷字。金银薄者，即今之金箔、银箔。古书本有作薄字者，其说甚合。然叔微既以为内受风邪，则其意尚认是外风，恐叔微未必不用薄荷。然以此方专治内风，则薄荷不必加也。

【方解】许叔微曰：绍兴癸丑，予待次四明，有董生者，患神气不宁，每卧则魂飞扬，觉身在床，而神魂离体，惊悸多魇，通夕无寐。予为诊视曰：肝经受邪，非心病也。〔批：内虚之病，不当谓之受邪。许氏之言，本有未妥〕肝经因虚，邪气袭之。肝，藏魂者也。遊魂为变，是以卧则魂飞扬，若离其体。肝主怒，故少怒则剧。予处此方以赠，服一月而病除。此方以真珠母为君，龙齿佐之。真珠母入肝经为第一，龙齿与肝同类，故能安魂。（节录）寿颐按：此方治肝风，是专治肝阳自动之风。珠母、龙齿，沉重潜阳，其色皆青，故专于平肝降逆。许氏以此方列为中风门之第一方，盖亦知是病之为内因，非潜镇清热不可。枣、柏、茯神，清养摄纳，辅佐亦最得力。参、归、熟地，则为滋养阴虚者设法，苟无热痰上壅，是为培本上策。惟犀角专清心火，凡治肝热动风，宜易羚角。此方大旨，本以镇摄内动之风阳。然古人虽用清热之法，而立论总以为外邪入脏，殊失真相。方下所谓肝经因虚，内受风邪，虽曰内受，而既以为受邪，则仍认是外来之风邪，大有语病。拟为僭易之曰：治肝阴内虚，风阳自动。则内风为病，庶几明瞭。而方中所用各药，乃皆亲切有味矣！近世平肝息风之法，知有真珠母者，实自叔微此方开其端，是不可以不录。寿颐又按：《内经》所谓心藏神，肝藏魂，脾藏意，肺藏魄，肾藏志云云，欲以吾生虚灵不昧之精神，分配为五脏作用。不知此是无声无臭，活泼泼地一片灵机，奚有迹象可求？又安有五脏可以分属之理？刻舟求剑，未免可嗤！且古之所谓魂与魄者，魂为气而魄为体，故曰人死则魂升而魄降，乃医家者言，欲以魄字等于魂之虚无，谬谓所藏在肺。若从训诂家理法言之，直是以此生体魄，藏诸肺中，宁不令人笑死？盖本是凿空虚构之言，原不可笃信谨守，拘泥不化。惟在魂梦不宁之病，则确是气火升浮，神不守舍，谓为肝阳，却有至理。叔微引证经文，附会恰好。而是方药物，涵敛虚阳，摄纳浮火，滋液宁神，标本俱到，堪称是病之无上神丹。要之此等病状，均是阳气浮越，神经震扰，已非脏腑之病。惟病本于肝，亦是可信。所以近日中央国医馆学术整理会，申言国医脏腑生理，谓肝有代表全都神经系之意义。立论虽似创闻，未始非沟通中外学说之一道也。壬申阳月山雷附识。

薯蓣圆（《本事方》）：

薯蓣　人参　沙参　远志　防风　真珠母　紫石英（研）　茯神　虎骨各一两　虎睛一对　龙齿　华阴细辛　石菖蒲　五味子　丹参各一两

上细末，炼蜜为圆，梧子大，每服三十圆至五十圆，金银薄荷汤下，食后、临卧服。〔批：食后服药，盖谓俟其食渐消化而后服药，庶乎药力专一，非谓乍食之后即以药进也。〕

【方解】许叔微曰：元符中，一宗人得疾，踰年不差，谒医于王思和。思和具脉状云：病因惊恐，肝藏为邪，其病时头眩，瘛疭搐掣，心胞伏涎，久之则害脾气。要当平肝气使归经，则脾不受克。以热药治之，则风愈甚；以冷药治之，则气已虚，今用中和温药，抑肝补脾，渐可安愈。服此方及续断圆、独活散，一月而愈。（节录）（续断圆、独活散二方俱见《本事》第一卷，今不录。）寿颐按：此亦治内动之风。珠母、龙齿、石英，皆潜阳息风之主；人参、山药，所以扶脾，防肝气之来侮；菖、远、茯神，开痰涤涎，皆是古法；虎骨、虎睛，则古人之意，谓虎啸而风生，用其睛骨，意谓可以镇定风阳。然性温善动，肝旺之病，必有大害。若细辛、防风，则终是古人之误会也。

安神镇心，治惊悸，消风痰，止眩晕，辰砂远志圆（《本事方》）：

石菖蒲　远志　人参　茯神　川芎　山萸　铁

粉　麦门冬　天麻　半夏曲　天南星　白附子（生）各一两　细辛　辰砂各半两

上为细末，生姜五两，捣，取汁和水，煮糊圆如绿豆大，别以硃砂为衣，阴干。每服二十粒，夜卧生姜汤送下。小儿减半服。

【方解】许叔微曰：铁粉非但化涎镇心，至如摧抑肝邪，其效特异。若多怒，肝邪太盛，铁粉能制服之。《素问》云：阳厥狂怒，治以铁落饮。寿颐按：此方镇逆化痰，无甚妙蕴，惟用铁粉，其物甚新。但川芎、细辛等，终是误会。

第五节　化痰之方

内风上扰，多挟胸中固有之浊痰，随气而涌，所以古今之治此证者，无不参用化痰。惟古方痰药甚多，大都复叠，无甚深意。兹选录数法以备择用。

枕中方（《千金》）　常服令人大聪。《千金翼》名为孔子枕中散，鳖甲作龟甲。

鳖甲　龙骨　菖蒲　远志

四味等分，酒服方寸匕，日三。〔批：《千金》此方，本非治内热痰壅之中风。然一经说明，则借治此病，正是丝丝入扣，可悟活用古方之法，岂可与刻舟求剑者同日而语。〕

【方解】寿颐按：此方以龙骨、鳖甲，潜阳息风；菖蒲、远志，开痰泄降。古人虽以为养阴清心，聪耳明目之方，实则潜藏其泛溢之虚阳，泄化其逆上之痰浊，则心神自安，而智慧自益。窃谓借治肝风内动，挟痰上升之证，必以此方首屈一指。考《本草经》，菖蒲辛温，主治湿痺；远志苦温，主治咳逆。一以辛散而开其湿痰之痺着；一以苦降而定其逆上之痰窒。则气自顺而壅自开，气血不复上菀，庶乎风波大定，神志清明，此菖蒲、远志之大功用也。《千金》又有治多忘令人不忘方，用菖蒲、远志、茯苓、茯神、人参五味，而远志独用七分，参、苓、神各五分，菖蒲二分。盖人之多忘恍惚，无非停痰积湿，蒙蔽性灵。《千金方》以远志为君，其意可见。〔批：阐明远志之功用，不独时医所未知，而亦古今本草未言之奥义也。今东瀛人以此物为化痰健将，本是吾邦古学。而近人止以为能开心窍，不知其开窍之力，即在化痰，是知其然而不知其所以然，遂有不敢重任之意。药理真诠，久在迷惘之中，可为长叹！〕又《千金》及《翼方》，皆有定志小丸，其药即菖、远、参、苓四味。而《翼方》又有镇心省睡益智一方，则远志、益智子、菖蒲三味也。后人又有转舌膏一方，谓治中风瘛疭舌謇不语。方即凉膈散加菖蒲、远志，仍是清热开痰之法。又有二丹丸，谓治风邪健忘，养神定志和血，内安心神，外华腠理，得睡。方即《千金》之定志小丸，加丹参、熟地、二冬、硃砂、甘草。虽以养阴清热为主，而以菖、远化痰，不失《千金》旧法。然方下竟谓其治风邪健忘，则又以为外邪，非制方之本旨。喻嘉言乃谓中风证，心神一虚，百骸无主，风邪扰乱，莫由驱之使出。嘉言之意，岂欲以清热化痰之药，驱出外感之风邪耶？总是误认内风为外邪，立说无不牵强。盖外风、内风之辨，嘉言固终身在梦梦中也。

星香汤　治中风痰涎潮塞，不省人事，服热不得者。

南星三钱　木香半钱　生姜十片

水煎服无时。

【方解】寿颐按：此方以南星、生姜化痰，木香行气，是专治其痰气之壅逆也。方下谓服热不得，固明言其为内热所生之风，所以不得误服温热之药。

省风汤（《局方》）　治卒中口噤不能言，口眼㖞斜，筋脉抽掣，风痰壅盛。

陈胆星一钱五分　防风一钱　生半夏　黄芩　生甘草各七分半

【方解】寿颐按：胆星为君，而合半夏、黄芩，以治痰为主，清热为辅，则所谓风痰壅盛，亦是内热生风。痰涎上涌，清热化痰，其法甚善。然仍用防风，则又误认为外风矣！

大省风汤（《局方》）治卒中，痰逆呕泄，脉沉厥冷。

陈胆星二钱　防风　独活　生附子各一钱　全

蝎　生甘草各五分

【方解】张石顽曰：此即省风汤去半夏、黄芩，加独活、附子、全蝎，二方虽分寒热主治，然必用生姜十片，以开发风痰，不可减也。寿颐按：此方用生附子，是为浊阴上涌，真阳欲脱者立法。方下所谓痰逆呕泄，脉沉厥冷，其证可见。然此是阳气之暴亡，于法宜用参附，甚者则三生饮加人参，此方力量，尚嫌不及。且此证之风，明是虚风内动，防风、独活辛温泄散，适以速其暴脱，而古人用之，皆误认外风之故耳！蝎是毒虫，走窜甚迅，古人用作搜风之药，以治山岚瘴疠、湿毒蕴结之证甚佳。而自钱氏仲阳，恒以治小儿热痰风惊，抽搐瘛疭，涎涌喉间之证。近人亦且专用蝎稍，以平痰热，甚有捷效。盖蝎之力量，全在于尾，节节灵动，自有降逆下行之妙，且可借其奋迅之机，以定神经之变化，则与蜈蚣之节节有脑，同其神用，故于痉直抽掣等脑神经病，有时竟得捷验。此又物理之同声相应，同气相求者，不可因其有毒而遽生疑畏。若石顽之于此方，谓为必用生姜十片，以开发风痰，则仍认作外风治法，非本方主治之真旨矣。

正舌散　治惊痰堵塞窍隧，肝热生风，舌强不正。

蝎尾（去毒，滚醋泡，炒）三钱　茯苓一两

姜汁拌晒，为散。每服二钱，温酒调服，并擦牙龈，日三度。面赤倍蝎尾，加薄荷半两，每服四钱，水煎热服，取汗效。

【方解】寿颐按：痰壅舌謇，皆肝阳上激脑神经之病，镇肝潜阳，其效立见。蝎尾走窜迅速，古人所谓主搜索经络之邪风，则与气火升浮，激动脑经之病不合。乃此方主治，明谓是肝热生风，而痰塞窍隧，舌强不正，确是古人已有成效之方剂，其理何在？盖此方只用其尾，专于下达，则开痰降逆，正赖其迅利之力。观其方后云面赤者倍加蝎尾，岂非阳气上浮之证？而以其尾之下行者利导，亦与镇逆潜阳之意暗合。且已去其毒，而用醋制，又隐隐有收摄浮阳之法，所以自有效力。并用以擦牙者，固走窜能开，而又酸以收之，则可为痰壅喉关之夺门上将。此古人制方之妙用，而未经道破者也。〔批：推敲古人制方之意，能如此曲曲传神，而真有至情至理，并不穿凿附会，走入魔道者，即在古人书中，亦自不可多得。〕惟温酒调服，及加薄荷水煎，热服取汗，则又未免误认外风矣。

二陈汤（《局方》） 治脾胃痰湿。

半夏（姜制）二钱半　茯苓二钱　陈皮（去白）一钱　甘草（炙）一钱　生姜三片

上五味，水煎，空心温服。

【方解】寿颐按：此治痰通用之方。虽曰半夏性燥，能耗津液，故古人以为专治湿痰。然痰之生也，皆本于脾胃湿滞。凡所谓燥痰者，皆病久之变化，非痰果生于燥也。是以此方为痰饮家通用之主方，凡治一切痰病，无不本此。

温胆汤 治心胆虚怯，触事易惊，多汗不寐，短气乏力，皆由寒涎沃胆所致。即二陈汤加枳实、竹茹。

导痰汤 治湿痰内外壅盛。即二陈汤加南星、枳实。

涤痰汤 治类中风，痰迷心窍，舌强不能言。即导痰汤加菖蒲、人参、竹茹。

【方解】寿颐按：胆怯易惊，是痰涎内盛。而古人谓之寒涎沃胆者，以痰涎为浊阴所凝结，因谓之寒，非真寒也。是以方名温胆，而并无一味温药。导痰、涤痰，大旨相近，皆最适用之成方。然方下竟有“痰迷心窍”四字，则制方者未知生理之真，而误认之过，此当为古人曲谅者。不可因今日见理稍明，遽处处以古书为话柄。

青州白丸子 治风痰壅盛，呕吐涎沫，手足瘫痪，及小儿惊风。

白附子二两 半夏七两（去衣） 南星二两 川乌（去皮脐，五钱皆生用）

上为末，绢袋盛，于井花水内，澄出粉，未出者揉令出，渣再磨再澄。用磁盆日中曝夜露，每日一换新水，搅而澄之。春五、夏三、秋七、冬十日，去水曝干，如玉片。以糯米粉作稀糊丸，如绿豆大。每服二十丸，生姜汤下，无时。如瘫痪，酒下。小儿惊风，薄荷汤下，三五丸。

【方解】喻嘉言曰：此方治风痰之上药。然虽经制炼，温性犹存，热痰迷窍，非所宜施。

寿颐按：此方本用青州范公泉之水澄粉，故方以地名，如阿胶之类。取水性之沉重者，以开痰降浊。乌、附、星、夏，皆用其生，而澄浸去毒，又是制炼之一法。然本性犹存，诚如嘉言之论。要知制方之意，必为阴霾猝乘，真阳欲亡者立法，犹之三生饮，而其毒稍减，其性较和。虽曰专治风痰，须知风非外风，而痰是寒痰，本非通治热痰之剂。用生姜汤下者，仍是为星、夏、乌、附解毒之计，初非欲以疏泄外感风寒。若曰瘫痪酒下，则苟是肝阳，温以济温，殊非良法。而小儿惊风，尤多热痰上壅，更非所宜。乃用薄荷汤下，是又以为外感之风，而欲其疏泄，甚非立方之旨。惟中气虚寒之慢脾风，其痰上塞，自可用之。然更取薄荷泄散以为导引，亦是未妥。凡用古方，皆宜细心探讨，自有权衡，必不可人云亦云，囫囵吞枣。

指迷茯苓丸　治中脘留伏痰饮，臂痛难举，手足不能转移，背上凛凛恶寒。

半夏曲二两　茯苓一两　枳壳　风化硝各半两

姜汁打，神曲糊丸，梧子大，每服三、五十丸，淡姜汤下。

【方解】寿颐按：此方为中有留饮，而经隧不利者立法。荡涤其垢腻，则机轴自灵，络脉流利。本非专治肢节痺着之病，乃为治痺痛者，别开一条门径。

控涎丹 治胁下痰积作痛。

甘遂 大戟 白芥子

等分为末，曲糊丸，姜汤下十五丸至二十丸。

【方解】寿颐按：此攻逐痰涎之峻剂。古书主治，谓忽患胸背腰胯手脚痛不可忍，牵连筋骨，坐卧不宁，走移无定。是痰涎伏在胸膈上下，变为此病。或头重不可举；或神志昏倦，多睡；或饮食无味，痰唾稠粘，口角流涎，卧则喉中有声，手脚肿痺，疑是瘫痪。但服此药数服，其病如失云云。是即痰塞中州，气逆上壅，神经不用之证，故有以上诸恙，忽然而起。〔批：忽然而起四字，最宜着眼。若非脑神经病，何以有此急性？〕古人立法，不治其肢节之痺痛，而专逐其痰涎，剿破巢穴，去其凭依，则机关自利，正是手眼之独高处。与指迷茯苓丸，用意同而用药更猛，当随其缓急轻重而择用之。张石顽谓形盛色苍，气壮脉实之人，有以上诸证者宜之，后以六君调补。若气虚皎白，大便不实，小便清利者，误服之，则不旋踵而告变矣。

礞石滚痰丸（王隐君《养生主论》） 治顽痰积滞。

青礞石一两 沉香五钱 大黄（酒蒸熟切晒） 黄芩各八两

上礞石打碎，用焰硝一两，同入瓦罐泥固，火煅石色如金为度。研末，和诸药，水丸梧子大。白汤食后服。人壮气实者，可至百丸。当下痰积恶物。

【方解】寿颐按：顽痰痼积，非攻不可。王隐君专以此方见长。读其治案，未免恃之太偏，言之过甚。然果有实滞，自宜用此。惟痰饮不同，饮是清稀，属于寒化，宜茯苓丸、控涎丹之类；痰是凝厚，属于火化，则宜此方，不可混同论治。

贝母瓜蒌散　治肥人中风，口眼㖞斜，手足麻木，左右俱作痰治。

贝母　瓜蒌　南星（泡）　荆芥　防风　羌活　黄柏　黄芩　黄连　白术　陈皮　半夏（汤泡七次）　薄荷　甘草（炙）　威灵仙　天花粉

各等分，加生姜煎

【方解】喻嘉言曰：中风证多挟热痰，而肥人复素有痰，不论左右，俱作痰治，是矣。但肥人多虚风，瘦人多实火。〔批：瘦人多火，是矣。然肥人亦多有痰热，不可概以为虚，而投滋腻，是当以脉证辨之。〕虚风宜用甘寒一派，如竹沥、人参、麦门冬、生地、生葛汁、生梨汁、石膏、瓜蒌、玉竹、胡麻仁等药。此方三黄并用，可治瘦人实火，而不宜于肥人虚风，存之以备实火生风生热之选。寿颐按：中风而手足麻木，甚至瘫痪不用，皆痰热上乘，神经为病。丹溪所谓左气右血，本是空言。此方以清热泄痰为主，谓不论左右，皆作痰治，是能独抒己见，不为古书束缚，识力固自有真。究之此证之风，纯由痰热生风，初非外感，必不当参用外风之药，模棱两可。而方中犹有荆、薄、羌、防，则亦未能免俗。乃喻氏且谓中风多挟痰热，则其意固谓以外风而兼痰热者也，是亦不可以不辨。

第六节　顺气之方

乌药顺气散（《局方》）治暴中风，气攻注，遍身麻痺，语言謇涩，口眼㖞斜，喉中气塞有痰声。

麻黄　橘皮　乌药各二两　僵蚕（炒）　川芎　枳壳　甘草（炙）　白芷　桔梗各一两　干姜（炮，五钱）

上十味为散，每服半两，加姜枣煎。

【方解】寿颐按：内风暴动，皆痰与气之上逆，治此者，必以降其逆气为要务。此方以顺气为名，其义甚善。乌药、陈皮、枳壳、桔梗皆行气散结之用，而陈皮化痰，僵蚕定风，尤有深意。惟芎、芷上行，麻黄散表，不合内风之用。而古人必杂以此类药物者，其意终谓风自外来也。

八味顺气散（严用和）凡患中风者，先服此顺养真气，次进治风药。

人参　白术　茯苓　陈皮　青皮　乌药　白芷各一两　甘草半两

【方解】寿颐按：此方为正虚而痰气上逆者立法，故用四君加以行气之药。严氏谓内因七情而得者，法当调气，不当治风，其意以为七情气逆，皆属正虚，故必以参、术、甘、苓，先扶其正。方下所谓先服此以顺养正气者，其意未尝不善。而岂知痰壅气升之时，已是实证，参、甘、白术反增满闷。且白芷芳香，上升颇猛。既谓不当治风，则此物已是矛盾。总之汉唐以下，对于此病，皆在五里雾中。所立方法，本少完善可用之剂，是当为古人曲谅者。严又谓外因六淫而得者，亦当先调气，后以所感六气治之。方下亦谓次进治气药，皆是模糊浮泛之词，殊不足道。但市医因其方以顺气为名，认作果有实效，多喜用之。姑录于此，而辨正其药物情性云耳。

匀气散（《良方》） 治中风半身不遂，口眼㖞斜。

白术　乌药　人参　天麻各一钱　沉香　青皮　白芷　木瓜　紫苏　甘草各五分加姜煎

【方解】寿颐按：此方与前方大旨无甚区别。虽参、术、甘草，尚嫌补塞，痰壅者必非所宜。惟乌、沉、青皮，皆能宣泄气滞，而天麻、木瓜，有摄纳之力，尚为切合。要知此证，纯是内因之气火上逆，与外感风邪绝无关系。惟此方中不杂羌、独、荆、防一味，较之《局方》之用麻黄者，尤为纯粹。但白芷、紫苏，微嫌升散，差有可议。若易以枳实、苏梗，则于顺降之旨，更无间然。不谓喻嘉言录入《医门法律》，乃谓身内之气，有通无壅，则外风自不能久居，而易于解散，则制方之人，本不为外风而设。何以作注解者，必欲勉强牵合外风一途，真是援儒入墨伎俩。然而立方之旨，已是点金成铁，可为一叹！学者于此等界限，必不可不体会清楚，否则作茧自缚，永无辨别淄绳之日矣。〔批：古人有用之佳方，为注解者点金成铁，亦复何限。惜不易得如此之手笔，一一而纠正之。〕

第七节　清热之方

中风证治，但读古书续命诸方，每谓古人皆为外感寒风设法，宁不与肝风自煽，气血上菀之旨，背道而驰？然细绎《千金》《外台》二书，则凉润之剂亦所恒有，已可见内热生风之证，本是古今所同。而如许仁则之论内风，尤其剀切详明，大开觉悟，固不待河间、丹溪，而始知其为内因也。惜乎末学浅近自安，不求博览，遂令古人良法，几若无闻，以此谈医，能无弇陋？兹录凉润清热之剂，列为一类，可知续命一派，本是一偏之见，必不可以疗治内因之风。而学者欲为切实有用之学，又安可摈绝古书，束之高阁耶？〔批：古书固不可不读，然医界中能读古书之人，已是不可多得。若能于古书之中择善而从，自具只眼，苟非真学识、真阅历，亦复谈何容易！奈何不学无术之流，偏喜借此一门以为谋生捷径，此洄溪老人所以有行医之叹也〕。

生葛根三味汤　《外台》引许仁则疗诸风病方。原文曰，此病多途，有失音不得语，精神如醉人，手足俱不得运用者；有能言语，手足不废，精神恍惚，不能对人者；有不能言语，手足废，精神昏乱者；有言语、手足、精神俱不异平常，而发作有时，每发即狂浪言语，高声大叫，得定之后都不自省者；有发则狂走叫唤者；有发则作牛羊禽兽声，醒后不自觉者；有发即头旋目眩，头痛眼花，心闷辄吐，经久方定者；有每发头痛流汗，不能自胜举者。此等诸风，形候虽别，寻其源也，俱失于养生，本气既羸，偏有所损。或以男女，或以饮食，或以思虑，或以劳役，既极于事，能无败乎？当量已所伤而捨割之，静养息事，兼助以药物，亦有可复之理。风有因饮酒过节，不能言语，手足不随，精神昏恍，得病经一两日，宜服此方。

生葛根一挺，长一尺，径三寸生姜汁一合　竹沥二大升（寿颐按：权量之制，皆古小而今大。隋以前之一两、一升，大率当唐以后三分之一。唐世通用之权量，固已皆大，惟药剂犹用古法。所以唐世药方，其分量大约与古方相近，此唐人所以有大称、小称之名也。然药剂中或有用当时之权量者，则加大字以别之，《千金》《外台》多有是例。此方所谓两大升，即唐世通行之升斗也。）

上药取生葛根净洗刷，捣极碎，榨取汁，令尽，又捣，即以竹沥洒，再榨取汁，汁尽又捣，不限遍数，以葛根粉汁尽为度，和生姜汁绵滤之。细细温服。

附：千金竹沥汤 治四肢不收，心神恍惚，不知人，不能言方。

竹沥二升　生葛汁一升　生姜汁三合

上相和，温暖分三服，平旦、日哺、夜各一服。

【方解】寿颐按：竹沥、生葛，皆凉润以清内热；姜汁以化痰壅，且以监制竹沥、葛汁之过于寒凉。读许氏之论，谓失于养生，是即河间水不制火之旨。所述失音不语，精神如醉，手足不用诸证，岂非《金匮》之所谓不遂不仁，不识人，舌难言？而许氏能知其病由内因，药主凉润，岂得古人之治中风者，止有续命汤一法？许氏此论，岂不较之《金匮》，切近病情？惟近人多见《金匮》，少见《外台》，遂不知有此议论耳。〔批：《外台》《千金》是汉魏六朝医方之渊薮，习医者皆不可不一问津。但终是类书，体例瑕瑜互见，不可尽信耳。〕此方虽未及潜降一层，以治气血上菀，冲激脑筋，或未必遽有捷效。然柔润清热，亦未尝不可少减其冲激之势。《千金》亦用此方，以治肢体不收，神情恍惚，及不识不言之证。更可见内热生风之病，本是古人所恒有，而似此清热凉润之方，亦是六朝隋唐通用之治法。后之学者，慎弗徒执《金匮》寒虚相搏，邪在皮肤一节，而止知有外邪之中风也。寿颐又按：葛根气味俱薄，能鼓舞胃气，升举清阳，发泄肌表，故为伤寒阳明经主药。仲景桂枝加葛根汤，治太阳病项背强，汗出恶风，是风寒入络，经隧不利之病，则葛根有通络散邪之功也。葛根汤治项背强，无汗恶风，则葛根为升阳泄表之用也。葛根汤又治太阳、阳明合病自下利。葛根黄芩黄连汤，治太阳病误下而利遂不止，是葛根能升举脾胃下陷之清阳也。〔批：证之于古。〕葛根功用，观此数方之主治，已可得其神髓。下逮六朝，则有用鲜葛根捣汁以治胃热者，是以《名医别录》有生根汁大寒之说，而《本草经》亦有主呕吐一条，似又为清胃定呕之用。然使果能定呕止逆，则必与升举脾胃清阳一层，自相矛盾。亦即与治二阳合病下利一条，枘凿不合。今治麻疹不透，面部不发者，但用葛根三、五分，和入泄表开肺队中，一剂即能透出。〔批：验之于今。〕是其上升胃气，极为迅速之明证。而用之过当，则为头痛、巅顶痛、夜不成寐。若其人本有痰涎而胸满泛呕者，误服干葛，必呕吐不已，则升阳而引动胃家逆气，为害不小。盖葛根上升至捷，殊觉古人以治呕逆，必不稳惬。虽曰鲜者捣汁，凉润可以下行，当与干者有间，须知利于清气之下陷者，必不利于浊气之上逆。《外台》《千金》以此方治诸风，为内热而设。其时未知是气血上升为病，以清胃热，固是古人常法。然今既悟彻气血上菀之理，则葛根挟上升之性，必非此病针对之药，不可尽信古书，率尔效颦，反以贻害。〔批：每用一药，而能如是体会研求，医学哪有不昌明之理！然心粗气浮之流，必不可以语此。〕盖凡用一药，皆不可不细心体会，而深知其实在之利弊也。近贤王孟英辈，论温热之病，忌表忌升，于柴葛二药，畏如砒鸩，虽有时未免言之太甚，然轻率用之，贻祸甚巨。升散发表之偾事，固非陶节庵辈所能知也。

生地黄煎（《千金》） 治热风心烦闷，及脾胃间热食不下方。

生地黄汁　枸杞根汁各二升　生姜汁　酥各三升　荆沥　竹沥各五升　天门冬　人参各八两　茯苓六两　大黄　栀子仁各四两

上十一味捣筛五物为散，先煮地黄等汁成煎，次内散药搅和服一匕，日再渐加至三匕，觉利减之。《医门法律》引此方地汁、杞汁作各五升，姜汁、酥作各一升，姜汁较少，似为合法，俟更考之。

【方解】寿颐按：热风而心烦闷，明是内热所生之风。脾胃内热，而致不能食，则壅塞甚矣。故于凉润队中加大黄以泄其积热，又是一法。方中冬、地、人参，养阴润燥，于燥热之证为宜，若有痰壅，不可混用。生姜汁殊嫌太多，宜减去十之九。

《千金》治积热风方：

地骨皮　萎蕤　丹参　黄芪　麦门冬　泽泻各三两　清蜜　姜汁各一合　生地汁二升

上九味，以水六升，煮六味，取二升，去滓，内生地汁，更缓火，煮减一升，内蜜及姜汁，又煮一沸，药成。温服三合，日再。

【方解】寿颐按：风病而曰积热，则热自内积，风自内动。选药全用甘寒，无非为内热生风设法。此亦古方，而病情药理如是，岂得谓古之中风，皆外来之寒风耶？

排风汤（《千金》） 治诸毒风邪气所中，口噤闷绝不识人，及身体疼痛，面目手足暴肿者。

犀角　贝子　羚羊角　升麻各一两

上四味为散，以水二升半，内四方寸匕，煮取一升，去滓，服五合。

【方解】寿颐按：方下所谓口噤闷绝，不识人，身体疼痛等证，亦是肝风暴动，上冲入脑，神经不用之病。药用犀、羚、贝子，平肝潜阳，清热息风，而兼镇逆，以治内风，皆是吻合，必有捷效。可知制方之意，固亦见到内热生风，是以选此三物。然方下乃谓诸毒风邪气所中，则仍误认为外来之风邪。夫岂有犀、羚、贝子，可治外中风邪之理。反觉药不对病，自盾自矛。如此说法，大不可解？且使良方妙用，晦而不显。盖方下主治，已非此药真旨，吾恐古人立方本意，必不若是。惟升麻终是不妥耳！

石膏汤（《千金》） 治脚气风毒，热气上冲，头面赤，痉急，令人昏愦，心胸恍惚，或苦惊悸，身体战掉，手足缓纵；或酸痹，头目眩重，眼反鼻辛，热气出口中；或患味甜，诸恶不可名状者。

石膏　龙胆　升麻　芍药　贝齿　甘草　鳖甲　黄芩　羚羊角各一两　橘皮　当归各二两

上十一味，以水八升，煮取三升，分三服。

【方解】寿颐按：方下所谓风毒热气，上攻头面，面热痉急，令人昏愦，恍惚惊悸，身体战掉，手足缓纵，头目眩重，眼反鼻辛，热气出，口味甜等，病状多端，无一非内热上攻，脑经瞀乱。而药则凉润抑降，摄纳涵阳，都能针对。在古人虽尚未知有神经病理，而立方如此，实已暗合潜阳息风之旨，此乃古方中之最不可多得者。然病已热气上冲，地加于天，而方中犹有升麻，助其上越，终是古人误会。且当归气味，大辛而温，走而不守，亦善上升。古人虽以为活血通络之用，然今日既知是气血上菀为病，则凡属温升，皆当禁绝。方下所谓风毒，亦是语病。

芎䓖酒（《千金》）治脑风，头重颈项强，䀮䀮泪出，善欠欲眠睡，憎风，剧者耳鸣，眉眼疼，满闷吐逆，眩倒不自禁，诸风乘虚，经五脏六腑，皆为狂癫，诸邪病悉主之。

芎䓖　辛夷　天雄　人参　天门冬　柏子仁　磁石　石膏　茵芋　山茱萸　白头翁　桂心　秦艽各三两

松萝　羚羊角　细辛　薯蓣　菖蒲　甘草各二两　云母一两，（为粉）防风四两

上二十一味，以酒二斗，渍七日服。

【方解】寿颐按：方下所谓头重，泪出，耳鸣，眉眼疼等，无一非肝火、肝风自动为病。若满闷吐逆，眩倒不禁，或为癫狂，则气血上冲，脑经瞀乱矣！此方主治，名以脑风，可见古人亦未尝不知病之在脑。而药用羚角清肝，磁石、石膏重坠摄纳，天门冬、柏仁、白头翁凉润清热，以定内动之风火，证治非不符合。然古人习惯，凡是风病，无不认作外来之邪，所以有诸风乘虚，经五脏六腑之谬说，且隐隐然有外风非温燥不可之意。即使确有内热见证，重任凉药，而亦必杂以桂、附、细辛之属，自盾自矛，恬不为怪。制方庞杂，亦必不能为古人讳。此则本方诸药，不特天雄、茵芋、桂心、细辛，必为内风上扰之鸩毒，即山萸、云母，皆温养肾肝，亦非所宜。而芎䓖、辛夷、防风，温升疏散，均是禁药。且酒之上升，尤为抱薪救火，是皆古人误认外风之治法。欲用古方，必不可食古不化。

五补丸（《千金》）　凡风服汤药，多患虚热，翕翕然，宜除热方。

防风　人参　苁蓉　干地黄　羚羊角　麦门冬　天门冬各一两半　芍药　独活　干姜　白术　丹参　食茱萸（一云山茱萸）　甘草　茯神　升麻　黄芩　甘

菊　地骨皮　石斛　牛膝　五加皮　薯蓣各二十铢　秦艽　芎藭　桂心　防己　生姜屑　黄芩各一两　附子十八铢　石膏三两　寒水石二两

上三十二味为末，蜜和丸如梧子大，生姜蜜汤服二十丸，日三，稍至三十丸。寿颐按：方中黄芩重出，必有讹误。

【方解】寿颐按：方下谓凡风服汤药，多患虚热，可见古人治风，恒用温药，自有流弊。且特立此方，以除内热，更可见当时亦多内热之病。然此方本以除热，而仍有桂、附、干姜，则古人之癖，真不可及。即防、独、升、芎，亦皆非内热所宜。〔批：得此一方，以证古人常用温燥之弊。方下所谓服汤药者，多患虚热，正是古人所自言。然非读书得间，亦何能于无字之中寻得确据。〕

延年急疗偏风，膈上风热，经心脏恍惚神情，天阴心中惛惛如醉不醉方（《外台秘要》）：

淡竹沥三升　羚羊角二分（屑）　石膏十分（碎）　茯苓六分

上四味，以水一斗，合竹沥煮取一升五合，去滓，食后分三服。常能服之，永不畏风发。

【方解】寿颐按：方止四味，平肝清热，息风化痰，面面皆到，此古人疗治内热生风之最良方剂。方后所谓常能服之，永不畏风发，则明明风自内生，所以虑其不时发动。若是外感邪风，安得有频续发动者耶？寿颐又按：古人服药，恒有食前食后之法。向来说者，都谓病在上部，宜先食而后服药，欲使药浮于上，易于上行；病在下部，宜先服药而以食压之，欲使药沉于下，速于下达。观此方服于食后，盖以为风热上壅，病在上焦，故须先食而后服药，固是欲其上行之意。可知此等用法，由来已古。然以药治病，原是藉其气味之运行，可以疏通疾苦，必非所食药物，即能直达病所。则所赖胃中清净，而后饮药入胃，则运化之力既专，药性亦纯而不杂，其效始捷。若胃有食物未化，而药与食和，气味俱杂，药力无不锐减，为利为害，可想而知。尚何望其上行下行，可以速效。此乃浅人呆想，实是国医界旧说之一大弊窦，学者不可不知改革。〔批：驳正食前、食后服药之弊，则古人上行下行之说真是大谬。此是国医理想之坏处，而前人皆未之悟也。〕

薏苡仁等十二味饮 《外台》引许仁则疗风热未退方。

薏苡仁一升　萎蕤五两　麦门冬二两（去心）　石膏（碎）　生姜各八两　杏仁六两　乌梅四十枚（擘）　生犀角（屑）　地骨白皮各三两　人参二两　竹沥一升　白蜜二合

上药以水一斗，煮十味，取三升，去滓，内竹沥、白蜜，搅调细细饮之。

【方解】寿颐按：《外台》录许氏数方，皆为阴虚阳越内风立法。此方凉润之力尤专，而乌梅柔肝收摄，为招纳浮阳而设，以治阴虚于下，阳升于上更为切近。而蕤、冬滋腻，则无痰者最为合宜。如其气升、痰升，亦当知所裁改。

苦参十二味丸《外台》引许仁则疗风热未退方。

苦参　干姜　芎䓖各六两　玄参　丹参　人参　沙参　白术各五两　地骨白皮　独活各四两　薏苡仁　蜀升麻各二升

上药捣筛，蜜和丸，如梧子大，用薏苡仁饮下之。寿颐按：薏苡仁饮即上方。初服十五丸，日再服，稍稍加至三十丸。

【方解】寿颐按：此方即前方之意，惟川芎、干姜、独活、升麻，则仍当时通治外风之法耳。

黄连八味散《外台》引许仁则疗诸风热气少退，热未能顿除者方。

黄连　黄芩　干姜　蜀升麻　知母　干地黄各一斤　栀子仁　大青各半斤

上药捣筛为散，每食后饮服一方寸匕，日再服，稍加至二匕。若能食饮，适寒温，男女节劳逸，候体气，服前方乃至终身无热病、急黄、暴风之虑。

【方解】寿颐按：此方除干姜、升麻外，苦寒、甘寒，唯以清泄内热为事。方下所谓终身无热病暴风者，是寒凉泄热，而内风不作之明效也。

广济疗热风旋，心闷冲，风起即欲倒方（《外台秘要》）：

麦门冬（去心） 山茱萸 茯神 苦参各八分 地骨皮 薯蓣 人参 蔓荆子 沙参 防风 芍药 枳实 大黄各六分 甘菊花 龙胆各四分

上十五味，捣筛蜜丸，每食讫少时，以蜜水服，如梧子大二十丸，日二，渐加至三十丸。

【方解】寿颐按：热风头旋，即肝阳风动，头目眩晕，风起欲倒，则气血上菀，脑神经瞀乱也。方用苦寒、甘寒，清热下夺，亦有可取。惟蔓荆、防风，仍是疏泄外风之故智矣！

天麻丸（洁古《保命集》） 治肾脏虚热生风。

天麻牛膝（二味酒浸二日，焙） 川萆薢 黑玄参 羌活各四两 当归十两 杜仲（酒炒）七两附子（炮）一枚 生地黄（酒浸）一斤

为末，炼蜜丸梧子大。浸晨沸汤，临卧温酒下，五、七十丸。

【方解】寿颐按：方下明言肾脏虚热生风，是制方之旨，明为肝肾相火不藏，化风上扰者设法。药用天麻、牛膝，沉重下达，使龙相之火，安其窟宅，而内动之风阳自息。玄参、生地，寒凉滋润，养水之源，则虚阳不致复动。更以萆薢、杜仲，泄导湿热，则浊邪疏涤，而

正气自安，用意非不周到。其以天麻为方名者，本取定风之义。昔人谓天麻为定风草，有风不动，其能镇静息风，已可概见。而入药又用其根，质大而重，明净多脂，故能摄纳虚风，滋养阴液。乃俗学不察，谬谓是祛除外风之药，原是大误。惟此方明以镇息内风为主，而方中反用羌活辛温升散以振动之，终是古人外风、内风，不能分别之过。其用附子一枚者，盖谓肾阳亦虚，欲其引之归宅。然既因虚生热，则附子温补下元，亦必不合。又当归虽曰补阴补血，究之气味芳烈，辛温善动，此方乃重任以为主宰，岂不助其虚热，动其虚风？制方终是未尽纯粹。喻氏《法律》收此方，谓治肾热生风，热盛则动，宜以静胜其躁，说理未尝不是。要之本方中有附子、羌活、当归，必不可概以为静药。张石顽之论此方，谓方中虽以归、地补养阴血为君，其妙用全在天麻与牛膝同浸同焙，使风痰浊湿咸从下趋，而不上逆。又以萆薢、杜仲，以祛在里之湿热云云，未尝不识得制方之精义。乃又谓其得力处，在以附子之雄烈，引领归、地直入下焦，填补其空，使风邪无复入之虑。抑知此是内热而动风，本非外来之风，方内附子，且恶其扰动肾热，大背喻氏静以胜躁之义。而顾可谓其得力在此，填补空虚，以杜风邪之复入，则误信嘉言侯氏黑散之谬论，无识盲从，而不自知其走入魔道。且酒性升发，走而不守，既曰虚热生风，则真阴虚而浮阳上越，静以摄之，犹虞不逮，又何可酒浸酒焙，助其发越？此又药与病反者，亦与嘉言以静胜躁之义，大相矛盾。况在今时，气血上冲之理，亦既大白于天下，则后之学者，即欲采用成方，又何可不知裁改？

凉膈散（《局方》） 治温热时行，表里实热，及心火亢盛，目赤便秘，胃热发斑。

大黄（酒浸）二两　芒硝一两　甘草（炙）六钱　连翘　黄芩　山栀各一两　薄荷七钱

为散，每服四五钱，加竹叶十五片，蜂蜜少许，水煎温服，日三夜二服，得下热退为度。一本无竹叶，有姜一片，枣一枚，葱白一茎。

【方解】寿颐按：此方为热聚膈上而设。芩、栀、连翘、竹叶专清上焦，硝、黄特以导热下行。本非欲其直泻，故大黄用酒制。而更以蜜、草之甘缓，皆欲其留恋迟行，不遽下泄，则上焦之热与药俱行，一鼓而奏廓清之绩。命名凉膈，具有至理。方后所谓得下热退，是其征也。《局方》本以治时行热病，表里俱热，故用薄荷，兼以疏表，又通治感冒风热，故或加生姜、葱白。张路玉谓硝、黄得枳、朴之重著，则下热承之而顺降；得栀、芩、翘、薄之轻扬，则上热抑之而下清，此承气凉膈之所由分。寿颐谓《和剂》此方，虽非为中风而设，然内风暴动之病，亦多膈热如焚，以致生风上扰，昏眩无知，苟能泄导其热，则气血之上菀者，自然投匕而安。古有防风通圣散方，谓治西北卒中，内外热极，其方即凉膈散加麻黄、石膏、滑石、白术、防风、荆芥、桔梗、川芎、当归、芍药、生姜。其用麻黄、荆芥、芎、归，虽仍是认有外风，不脱温升疏散旧习。然硝、黄、石膏、栀、芩、翘、芍，大队清火，亦可见其证内热如焚，所以用药若是。则所谓西北卒中者，亦犹是内热所生之风，麻、防、归、芎，终是可议。喻嘉言《法律》录凉膈散于中风篇，称其治心火上盛，膈热有余，目赤头眩，口疮唇裂，吐衄，涎嗽稠粘，二便淋闷，胃热发斑。小儿惊急潮搐，疮疹黑陷；大人诸风瘈疭，手足掣搦，筋挛疼痛。且谓中风大势，风木合君相二火主病，多显膈热之证。古方用凉膈散最多，如清心散，即凉膈加黄连；转舌膏，即凉膈加菖蒲、远志；活命金丹，即凉膈散加青黛、兰根。盖风火上炎，胸膈正燎原之地，所以清心宁神，转舌活命，凉膈之功居多，不可以宣通肠胃轻訾之云云。推重此方甚至，更可见内风、内热自古为然矣！〔批：嘉言之论中风，常以为外受之风，而于此独能知其为风木合君相二火主病。盖其所见之病，必多内因之风，故能有此见到语，喻氏本极灵敏，所以尚能随机变化，说出此段中肯议论〕

泻青圆（钱仲阳《小儿药证直诀》） 治肝热搐搦，脉洪实者。

当归（去芦头，切，焙） 龙脑 川芎 山栀子

仁　川大黄(湿纸裹煨)　羌活　防风(去芦头，切，焙)

上等分为末，炼蜜和圆，鸡头大。(寿颐按：鸡头，今称芡实，以芡实带壳时有毛刺，其开花处，尖锐形如鸡之头，今吴人土语尚有此名。考《本草经》只称鸡头实。许氏《说文》："芡，鸡头也。"《周礼·笾人》："加笾之实芡。"郑注："笑，鸡头也。"《方言》《广雅》亦称鸡头。《淮南子·说山训》："鸡头已瘘。"高诱注曰："水上芡"。诸条，知鸡头之名，由来最古。而吾吴土语，固二千余年相承之旧，非俗谚也。)每服半圆、一圆，煎竹叶汤同沙糖温酒化下。寿颐按：此方诸书多有，龙脑皆作龙胆草。惟皖南建德周学海刻钱氏《小儿药证直诀》则作龙脑。考龙脑即今之冰片，其性大寒，清肝之力，胜于龙胆，药虽异而理可通。但钱氏此书，世无单行旧本，乾隆时武英殿有聚珍板本三卷，则从《永乐大典》中掇拾排纂而成。当时四库馆广搜海内，尚未得此。至光绪中叶周氏刊入丛书，乃谓得宋刻旧本，今姑从周本录入。惟钱氏诸方，凡用龙脑，分量皆轻，而此方与诸药等分，似不合钱氏体例。但此是丸子，而每服仅芡实大之半丸至一丸，药共七味，则龙脑虽与各药等分，所服亦不为多。若是龙胆草，则七味均是草药，止用小小一丸，颇觉病重药轻，恐不中病，则周本之作龙脑者，当非误字。〔批：周澄之刻本，独用龙脑，即因其每服止芡实大之一丸或半丸，而知其不误，是读书于无字处得之者。凡读古书，不可不具此眼力。〕今未见聚珍板本，俟更考之。又坊本《薛氏医案》中亦有此书，则已为立斋重编，不足为据。又各书中多引是方，皆作弹子大，每服一丸。虽同是一丸，而丸之大小悬殊，则各本固皆用龙胆草者也。

【方解】寿颐按：钱氏此方，以治肝热搐搦，脉洪实者。明是内热生风，所以清肝泄热为主。则方中羌、防、川芎，辛升温散，大非所宜。惟龙脑、栀、军为合用耳！而各医书之引此方者，其主治皆作治中风自汗，昏冒发热，不恶寒，不能安卧，此是风热烦躁云云，则以为治外受之热风，与钱氏主治肝热之意，全然不合。一内一外，差之毫厘，谬以千里。且川芎、羌、防，亦本非外感风热之所宜也。

龙胆泻肝汤（《局方》）治肝胆实火，胁痛，口苦，耳聋，耳痛颊肿，耳前后肿，及阴湿热痒，疮疡溲血，脉弦劲不挠者。

龙胆草（酒洗）　黄芩（酒炒）　山栀子　泽泻　木通　车前子　当归（酒洗）　柴胡　甘草　生地黄

水煎服。

当归龙荟丸（河间《宣明论》）治肝经实火，头痛晕眩，巅顶热痛，耳胀耳聋，惊悸搐搦，躁扰狂越，大便秘结，小溲涩滞，或胸胁榰撑，䐜胀结痛，脉弦大有力数实者。

当归　龙胆草　黄芩　黄连　黄柏　栀子（各酒炒）一两　芦荟　大黄　青黛各五钱　广木香二钱半　麝香半钱

为末，神曲和丸。

【方解】寿颐按：泻肝汤、龙荟丸二方，皆为肝木郁热而设，但一则湿与热蒸，病在经络，尚未窒塞脏腑。故龙胆、芩、归，皆用酒洗，欲其上行经隧。合以木通、车前，导之从小便而出。且惟恐苦降渗泄，抑遏太甚，而肝胆之气更窒，则以柴胡春升之气，疏达木郁，此苦寒泄降队中，独用柴胡升阳之本旨也；一则实结不通，经络大腑俱塞，二便不快。故以芦荟、大黄、大苦大寒，荡其蕴热，泄其潴秽。虽一为渗泄，一为攻逐，立法不同，而其为清涤湿热，疏通滞气，则大旨相近。凡肝胆积热，变生诸病，脉来弦劲滑实者，非釜底抽薪，导通郁热，不易速效。此二方虽非为内风病设法，然木火既旺，即自生风。苟其实热郁蒸，火升痰窒，气粗息高，舌苔垢浊，此二方甚多适用之处。

第八节　滋养之方

内风乍定，痰壅既开，自当滋养以培其本，庶几阴液渐充，可以持久而无变幻。否则风波初过，彼岸未登，惟恐骇浪复兴，狂飚益肆。而欲以破坏之舟揖，与怒涛激战，终虑有灭顶之灾。此中风家恒有频发频愈，而忽尔一蹶不可复振者，皆元气未复，真阴未充，善后之术未尽完善也。惟是滋养之法，不一而足，相体裁衣，或养阴，或补中，断非空言所能详尽。而如四君、四物、养荣、归脾等方，又是尽人能知，更何必徒学钞胥，借充篇幅。〔批：删尽寻常各方，是作者之手眼独高处，而归之于滋养肝肾真阴，又是探本穷源一定不易之理。〕但凡是气火升浮，化风上激，扰乱神经，终属肝肾阴虚，浮阳陡动。必以滋养肝肾真阴，为善后必需之要。爰采数则，以见一斑。

集灵膏（从王秉衡《重庆堂随笔》） 人年五十，阴气先衰，老人阴亏者多。此方滋养真阴，柔和筋骨。

西洋参（取结实壮大者，刮去皮，饭上蒸九次，日中晒九次）甘杞子　怀牛膝（酒蒸）　天门冬　麦门冬　怀生地　怀熟地　仙灵脾

上八味，等分，熬成膏，白汤或温酒调服。

【方解】寿颐按：此方始见于缪氏《广笔记》，云出内府，补心肾，益气血。方止七味，无仙灵脾，用人参。张三锡《治法汇》亦载之，更无牛膝，云治一切气血两虚，身弱咳嗽者，罔不获效。凡少年但觉气弱倦怠，津液少，虚火上炎，急宜服之，免成劳损。王秉衡谓参价甚昂，非大力者不能致，易以西洋参，可与贫富共之。方名集灵，当以有仙灵脾者为是。王国祥谓魏玉璜善用此方，《续名医类案》极言其功效。又谓此即人

参固本加味，峻补肝肾之阴，无出此方之右。寿颐按：柔润滋填而择仙灵脾之温煦阳和，不嫌燥烈者，以调剂之，使阴阳平秘，不偏于滋腻阴柔，是制方之妙义。若嫌其助阳而删去之，则纯是滋填，无一毫阳和之气，诚属非是。且方名集灵，果无仙灵脾，亦有集而不灵矣。牛膝所以导引诸药，归于下元肝肾，亦不可少，惟下元不固者忌之。若用以为类中善后，敛阳填阴，则牛膝下达，尤为灵通。王易人参以洋参，欲其价值廉而功相近也。寿颐则谓洋参苦寒，滋养力薄，以润肺胃燥火，尚有微效，若欲滋补真阴，必不足以语此。且今日之西洋参，价贵兼金，有名无实，甚不足取，不如倍用沙参，尤为相近。龙眼肉亦佳。如在贫家，则菟丝、沙苑、二至、首乌、萸肉之类，皆可择用。

滋水清肝饮（高鼓峰） 治阴虚肝气郁窒，胃脘痛胁痛，脉虚弦，或细软，舌苔光滑鲜红者。方即六味地黄汤加归身、白芍、柴胡、山栀、大枣。

【方解】寿颐按：自薛立斋、张景岳、赵养葵辈滥用六味地黄，而世之医者，无不视六味为滋养补肾必须之品。抑知六味之方，本从八味肾气丸而来，原为肾气不充，不能鼓舞真阳，而水道不利者设法。故以桂、附温养肾气，地黄滋养阴血，而即以丹皮泄导湿热，茯苓、泽泻渗利小水，其用山药者，实脾以堤水也。立方大旨，全从利水着想。方名肾气，所重者在乎气之一字，明非填补肾阴肾阳之意。至钱仲阳而专用六味以治小儿肾虚，究竟丹皮、苓、泻，偏于渗泄，岂能识得肾气丸之本意。〔批：六味一方，自钱氏以来，无不视为补阴要药，今得如此一解，谁不恍惚大悟！岂独薛、赵、景岳，终身梦梦，即明达如仲阳，亦未免智者之一失，是亦可谓之新发明矣。〕而今之俗医，且皆以为滋填补肾之药，则中薛、赵、景岳之毒，葫芦依样，而未尝以方中药性一思之耳。即有为六味作说解者，辄曰补中有泻，所以灵动。要之皆皮相之论，模糊敷衍，实未能洞见症结。高氏是方，虽亦从六味而来，而加以归、芍、柴胡，能行血中之气，疏肝络之滞，敛肝家之阴，滋补中乃真有流动之机。且以丹皮、山栀、茯苓、泽泻，清泄肝经郁热，治膜胀楮满等证，恰到好处，所以可取。以视单用六味者，大有区别，读者不可与立斋、景岳、养葵之书作一例观也。〔批：高氏此方，貌视之不过六味加味耳。抑知六味中之丹皮、苓、泻，必如此用法而恰合身份，经此说明始觉是方之不同流俗，作者真高氏之知己也。〕

一贯煎（魏玉璜） 治肝肾阴虚，气滞不运，胁肋攻痛，胸腹膜胀，脉反细弱或虚弦，舌无津液，喉嗌干燥者。

沙参　麦门冬　生地　归身　杞子　川楝口　苦燥，加酒炒川连。

【方解】寿颐按：胁肋胀痛，脘腹楮撑，多是肝气不疏，刚木恣肆为病。治标之法，每用香燥破气，轻病得之，往往有效。然燥必伤阴，液愈虚而气愈滞，势必渐发渐剧。而香药、气药，不足恃矣。若脉虚舌燥，津液已伤者，则行气之药，尤为鸩毒。柳洲此方，虽是从固本丸、集灵膏二方脱化而来，独加一味川楝，以调肝气之横逆，顺其条达之性，是为涵养肝阴第一良药。凡血液不充，络脉窒滞，肝胆不驯，而变生诸病者，皆可用之。苟无停痰积饮，此方最有奇功。陆定圃《冷庐医话》肝病一节，论之极其透彻。治肝胃病者，必知有此一层理法，而始能觉悟专用青、陈、乌、朴、沉香、木香等药之不妥。且此法固不仅专治胸胁脘腹楮撑胀痛已也，有肝肾阴虚而腿膝痠痛，足软无力，或环跳髀枢足跟掣痛者，是方皆有捷效。故亦治痢后风及鹤膝、附骨、环跳诸证。读《续名医类案》一书，知柳洲生平得力在此一方，虽有时未免用之太滥，其功力必不可没，乃养阴方中之别出机杼者，必不可与六味地黄同日而语。口苦而燥是上焦之郁火，故以川连泄火。连本苦燥，而入于大剂养阴队中，反为润燥之用，非神而明之，何能辨此？方下“舌无津液”四字，最宜注意。如其舌若浊垢，即非所宜。

滋营养液青（薛一瓢方）：

女贞子　旱莲草　霜桑叶　黑芝麻　黄甘菊　枸杞

子　当归身　白芍药　熟地黄　黑大豆　南烛叶　白茯神　葳蕤　橘红　沙苑蒺藜　炙甘草

天泉水熬浓汁，入黑驴皮膏、白蜜炼收。

【方解】寿颐按：此方汇集峻养肝肾诸物，意在厚味滋填，而参用轻清灵动，尚不至于呆笨重浊，所以可法。服之者，亦必无滞膈碍胃之虞。又按：凡是服食之药，古人制方，本是立之大法，示以仪型，须于临用之时，相体裁衣，随其人之体质，而斟酌量度，审择增损。即方中药物，尚可随宜去取，换羽移宫，与时进退，并非教人死于字句之间，呆抄呆用。所以近贤定方，膏丹丸散，多有不载分量者。其诱掖后进，欲其能自变化，庶几活泼泼地运用无穷。近见商务书馆有所谓《中国医学大辞典》者，所录此方，注明前十四味各四两，末二味则各二两。无论其是否合宜，而以熟地黄极重之质，与橘红、桑、菊等之轻清者同一分量，试观古人成方，曾有如是之浑沌无窍者否？可见编辑者原是门外人，不知用药法度，颟顸至此，而乃托名医界所编，最是佛头着粪，且使国医声价扫地而尽，哪不可叹！壬戌二月山雷识。

心脾双补丸（薛一瓢方）

西洋参（蒸透）　白术（蒸熟）　茯神　甘草　生地黄　丹参　枣仁（炒）　远志肉　北五味　麦门冬　玄参　柏子仁　黄连　香附（制）　川贝母　桔梗　龙眼

肉

【方解】寿颐按：方从归脾加减，与集灵膏异曲同工。其用黄连，亦即魏柳洲意。

左归饮（景岳方） 治肾水不足。

熟地 山药 枸杞子 炙甘草 茯苓 山茱萸

【方解】寿颐按：方亦六味之变，以杞子、炙草易丹皮、泽泻，滋养肝肾之阴，诚在六味之上，而无渗泄伤津之虑。此景岳之见到处，然尚欠灵动，以少气分之药故也。其左归丸方，则即此六物去甘草、茯苓，而加牛膝、菟丝、龟鹿二胶，尤其滞矣。

第九节 通络之方

内风暴仆，而忽然肢体不随，经络掣痛，皆气血上菀，脑神经忽然不用之病。此非通经宣络，活血疏风之药所可妄治者。古人不知此理，每于暴病之初，治其肢节，则走窜行经，反以扰动其气火，更能激之上升，必有大害而无小效。惟在旬月之后，大势已平，而肢节之不用如故，则神经之功用已失，肢体之偏废已成，痼疾难瘳，调复岂易！古来治痺之方，大率皆为此设法。则通络行经，亦治医者不可不知，姑录数方，以备审择。

独活寄生汤（《千金》） 腰背痛者，皆由肾气虚弱，卧冰湿地当风得之。不时速治，流入脚膝，为偏枯冷痺，缓弱疼痛，或腰痛挛，脚重痺，宜急服此方。

独活三两 寄生 杜仲 牛膝 细辛 秦艽 茯

苓　桂心　防风　芎䓖　干地黄　人参　甘草　当归　芍药各二两

上十五味，以水一斗，煮取三升，分三服。

《古今录验》无寄生，有续断。《肘后》有附子一枚，无寄生、人参、当归、甘草。

【方解】寿颐按：此方治风寒湿邪痺着之主方。以独活为君，通行经络，祛风解寒胜湿。其辅佐诸药，除参、甘、地、芍之养阴数味外，无一非风、寒、湿三气之正将。方虽出于《千金》，而《肘后》及《古今录验》俱有之，可知古人甚重此方。此通络祛邪，活血养血之祖方也。凡古今治肢节病之方，无不从此化出。惟桂心、细辛等物，古人终为寒邪立法。若在内热生风之病，纵然调治数日，大势已平，通络可也。如此温药，仍不可试。〔批：此为内热生风，肢节痺痛者补出，仍忌温燥一层。盖古人治痺诸方，无一非为寒湿立法也。〕

白敛薏苡汤（《千金》）　治风湿拘挛，不可屈伸。

白敛　薏苡仁　芍药　桂心　酸枣仁　牛膝　干姜　甘草各一升　附子三枚（炮）上九味，以醇酒二斗，渍一宿，微火煎三沸，每服一升，日三。不耐酒者，服五合。

【方解】寿颐按：白敛除风热，散结气；薏苡、牛膝皆主拘挛，无非宣通湿邪之痺者；桂、附、干姜，则治寒湿也。《翼方》更加车前，亦导湿之意。

菊花酒（《千金》） 治男女风虚寒冷，腰背痛，食少羸瘦无颜色，嘘吸少气。去风冷，补不足方。

菊花　杜仲各一斤　防风　附子　黄芪　干姜　桂心　当归　石斛各四两　紫石英　苁蓉各五两　萆薢　独活　钟乳各八两　茯苓三两

上十五味，以酒七斗，渍五日，日服二合，稍加至五合。《千金翼》无干姜。

【方解】寿颐按：是方为虚寒风冷者立法，故以附、桂、干姜、钟乳温养为主。萆薢、杜仲、独活、当归皆是宣通经络。渍酒者，欲其流行之迅利也。古今通络之药，渍酒之法最多。《千金翼·风门》甚至别为一类，录此以见一斑。

桑枝煎（《外台》引张文仲方） 疗偏风及一切风。

桑枝剉一大升，不用全新嫩枝。

一味以水一大斗，煎取二大升，每日服一盏。

【方解】寿颐按：桑之为用最多，枝叶根茎，都无弃物。能通血气，利经络。治肢节之病，桑枝尤有奇功。不用新嫩枝者，欲其力之厚也。于此可见古人体会物理之细密。浓煎醇厚，因谓之煎，与寻常汤饮不同，后人熬膏之法盖本于此。〔批：此又自古煎药之一法。〕宋·张季明谓尝患两臂痛，服药无效，以桑枝一小升，切细炒香，水煎服，数剂而愈，可见此物之实效。

张文仲疗一切风，乃至十年、二十年不差者方（《外台》）：

牛蒡根一升　生地黄　牛膝　枸杞子（碎）各三升

上四味，取无灰酒三斗，渍药，以绢袋盛之。春夏一七日，秋冬二七日，每空腹服之。

【方解】寿颐按：此方以生地、杞子滋养阴液，牛蒡根、牛膝宣通经络。药只四味，而朴茂无华，力量浓厚。后人通络诸方，药虽不同，然其理不过如斯。惟牛蒡根今皆不用，要之亦是通经活络队中一味要药，古方用之不少，亦治医者不可不知。

史国公酒方（《圣惠》）治中风语言謇涩，手足拘挛，半身不遂，痿痺不仁。

当归（酒洗）　虎胫骨（酒浸一日，焙干，醋炙）　羌活　鳖甲（炙）　川萆薢　防风　牛膝　秦艽　松节　晚蚕沙各二两　枸杞子五两　干茄根八两（饭上蒸熟）一方有杜仲、苍耳子

上为粗末，绢袋盛，浸无灰酒一斗，十日取饮。

【方解】寿颐按：此类通络舒经，养阴活血兼祛风湿之方，古书已多，而近世愈甚。此方中正和平，不偏温燥，可为良法。然立方本义，终是为血分不充，风寒湿痺着者设法。实是痺证，必不可与猝暴昏仆之中风连类而言。若肝风暴动，气血上菀，则不独宣通之药，害同矛戟，而酒亦无异砒鸩。方下所谓中风语言謇涩等证，

若其病起猝暴，则皆是内风，似此诸方皆不可用。〔批：郑重言之，俗医切勿误用。〕

三痹汤 治血气凝滞，手足拘挛，风寒湿三痹。

人参 黄芪 当归 川芎 白芍 生地 杜仲 川续断 防风 桂心 细辛 茯苓 秦艽 牛膝 独活 甘草各等分

加姜枣煎服。

【方解】寿颐按：此方亦为血虚而寒湿袭络之法，以其确有风寒湿邪在络，故用药如此。

天麻酒 治瘫缓风，不计深浅，久在床枕。

天麻 龙骨 虎骨 骨碎补 乌蛇 白花蛇（二物酒浸，去皮骨） 羌活 独活 牛蒡根 牛膝各半两 松节（剉） 当归 川芎 龟板（炙） 干熟地黄 茄根 大麻仁 原蚕砂各一两 附子一枚（炮）

上十九味，剉如麻豆大，以酒二斗浸，密封，春夏三日，秋冬七日。每服一盏，不拘时温服。

【方解】寿颐按：瘫缓今作瘫痪，古书有所谓风缓者。《圣济》谓风缓即瘫缓，其候四肢不举，筋脉关节无力，不可收摄者，谓之瘫；其四肢虽能举动，而肢节缓弱，不能运用者，谓之缓。皆由气血虚耗，阴阳偏废而得之。或有始因他病，服吐下药过度，亦使真气内伤，营卫失守，无所禀养而然。杨仁斋谓风缓者，风邪深入，而手足为之弛缓。盖脾胃既虚，肢体失其所养，又肝肾气虚，风邪袭之，亦有肢体缓弱之证。〔批：古人总认有外风，其实只为中风二字所误。〕寿颐谓此是瘫痪之由渐而成者，或以病后元虚，经脉失养；或由外疡大证，脓泄太多，其来也缓。古人因有风缓之名，其实全是内伤，并未尝有风邪之深入，与忽然肢废之脑神经病截然不同。凡古方之养阴壮骨，通经宣络诸法，皆为此病而设。若内风类中，猝然肢体不用者，则似此方法，不可误与。

虎骨四斤丸（《局方》） 治风寒湿气，痺着筋骨，肢体缓弱疼痛。

宣木瓜　天麻　牛膝　苁蓉

四味各焙干一斤，用无灰酒浸，春秋五日，夏三日，冬十日，焙为末。外用熟附子、虎骨酥炙各二两为末。即以浸药之酒打面糊丸，桐子大，每服三四十丸，食前温酒下。一方加当归三两，乳香、没药、五灵脂各半两，麝香一钱，名大四斤丸。《三因方》加减四斤丸，无天麻，加鹿茸、熟地、五味子、菟丝子各等分，炼蜜丸。

【方解】寿颐按：此方温经壮骨，通络和血，本为气血两虚，肢体痿软者立法。虽曰治风、寒、湿三气之痺，然是本体之虚寒，而非外侵之风、寒、湿，故方中并无祛风理湿之药。凡治因虚而无外邪者准此。大四斤丸加味，仍是行气行血之意，但麝香走窜，尚嫌泄散真气，既用乳没亦可去之。《三因方》加鹿茸，则温升太甚，等分为丸，更嫌呆笨，用者宜斟酌之。〔批：论麝香、鹿茸之弊，言简而赅，世有以其价贵而滥用者，须知此意。〕

续骨丹（《本事方》） 治两脚软弱，虚羸无力及幼儿不能行。

天麻（酒浸） 白附子 牛膝 木鳖子 羌活各半两 乌头一钱（炮） 地龙（去土） 乳香 没药各二钱 硃砂一钱

上以生南星末一两，无灰酒打面糊丸，鸡头大，硃砂为衣。

【方解】寿颐按：此方温燥走窜，其力甚峻，果是寒湿痹者，日久不愈，则湿痰死血窒塞经隧，非此迅利之药，亦不能直达病所。但此为逐邪而设，与四斤丸之专治五虚无邪者不同，一虚一实，一补一攻，正是双方对峙。后人有活络丹一方，用炮川乌、草乌、胆星各六两，地龙去土焙干，乳香、没药去油，各二两二钱，蜜丸酒下，即从《本事方》此方脱化而来，用药亦大同小异。且南星加以胆制，而不用木鳖之峻烈，似较《本事方》此方更为和平适用。然徐洄溪则谓此方为舒筋最宜，而以活络丹为不堪用，则笔下草率，未之思耳。〔批：洄溪此论诚不可解，得此驳正，可为活络丹一方吐气。〕

大活络丹（《圣济总录》）治一切中风瘫痪，痿痹痰厥，拘挛疼痛，痈疽流注，跌扑损伤，小儿惊痫，妇人停经。

白花蛇　乌梢蛇　威灵仙两头尖（俱酒浸）　草乌　天麻　全蝎（去毒）　麻黄　首乌　黑豆（水浸）　龟板（炙）　贯众　炙草　羌活　官桂　藿香　乌药　黄连　熟地　大黄（蒸）　木香　沉香以上各二两　细辛　赤芍　丁香　白僵蚕　没药　乳香（二味去油，另研）　天南星（姜制）　青皮　骨碎补　安息香（酒熬膏）　白蔻仁　黑附子（制）　黄芩　茯苓　香附（酒浸焙）　玄参　白术以上各一两　人参三两　防风二两半　葛根　虎胫骨（炙）　当归各一两半　地龙（炙）　犀角（屑，另研）　麝香（另研）　松脂各五钱　血竭（另研）七钱　牛黄（另研）　片脑（另研）各一钱五分

上共五十味为末，如桂圆核大，金箔为衣，陈酒送下。寿颐按：各药分量，诸书所载，互有不同。今未见《圣济》，姑从徐洄溪《兰台轨范》。

【方解】寿颐按：此方选药虽杂，而养正祛邪，化痰理湿，宣络和血，走窜迅利，大率治气血两虚，风寒湿痰痺着之证。方下虽曰治一切中风，然非能治气血上菀，神经不用之猝暴昏仆，不遂瘫废，此乃古人误会，不可不正。惟肢节痛痺及虚人痿躄，流痰流注诸大证，服此颇验。而足部痠痛，痿软不仁，及缩脚流注、附骨

疽、环跳疽初起时，尤为神应。徐洄溪谓顽痰瘀血入于经络，非此不能透达，为治肢体大证必备之药，洵是阅历有得之言。但温燥太过，血液不充及阴虚内热之人，不可过于多用，学者须知此中利弊耳。

第十节　风家服食之方

古人治风，有居恒服食之法，皆和平中正，养血宣络，堪为常服之法，亦非欲以祛除外感之风。《千金》《外台》诸酒诸散，皆为久服设法，但温燥有毒者多，不尽纯粹。兹选录最醇正者数方，以备临证者自择。

枸杞菖蒲酒（《千金》）　治缓急风四肢不随，行步不正，口急及四体不得屈伸方。

菖蒲五十斤　枸杞子一百斤

上二味细剉，以水四石，煎取一石六斗，去滓，酿二斛米，酒熟，稍稍饮之。

【方解】寿颐按：菖蒲芳香宣络，除湿开痺；杞子温润养血，益阴生津。只取二味，力欲其专，味欲其厚。酿为大料，是寻常服食，悠久可用之良法。

乌麻酒（《千金》）：

乌麻五升

微熬捣碎，以酒一斗，渍一宿，随所能饮之，尽更作。甚良。

【方解】寿颐按：是方《千金》在风毒脚气酒醴一类。虽无主治，而滋润养阴之意，自可于言外得之。渍酒虽只一斗，然曰尽则更作，可知本是久服之药。

虎骨酒（《千金》）治骨髓疼痛，风经五脏方：

虎骨一具，炭火炙令黄色，搥碎，清酒渍五宿，随多少稍饮之。

【方解】寿颐按：此治筋骨痿弱之方。方下虽曰风经五脏，然虎骨之用，只是坚强筋骨，必非祛散外风之药。古人所谓虎啸风生，用以治风，本是附会之说。如果虎能引风，则以治风病，岂不更益其势，助桀肆虐，当有以知其必不然矣！〔批：辟去虎骨治风之说，语新而理正。〕

枲耳散（《千金》）治诸风方。

五月五日，刈取枲耳叶，洗，曝燥捣筛，酒若浆服一方寸匕，日三。作散若吐逆，可蜜为丸。服十丸，准前计一方匕数也。风轻易治者，日再服。

【方解】寿颐按：枲耳，今通作苍耳，其叶其子皆有祛风逐湿，通行经络之功。此方为风湿痺者设法，以祛邪为主，与前数方之专为养正者不同。然性亦和平，不易速效，是亦久服之法。方下所谓十丸准一方寸匕，虽丸之大小不详，大约以梧子大为度。又可见古方之所谓方寸匕者，其药物固无多也。

豨莶圆（《本事方》）：

五月间采豨莶草，摘其叶及嫩枝头曝干，铺甑中，层层洒酒与蜜，九蒸九曝，细末之，炼蜜和圆如梧子大，空心服，温酒或米饮送下二十圆至三十圆。

【方解】寿颐按:《本事方》载江陵府节度使进豨莶圆方云：臣有弟䜣，年三十一，中风伏枕五年，百医不效。有道人云：可饵豨莶圆，必愈。又知益州张泳进表，谓吃至百服，眼目清明；服至千服，髭须乌黑，筋力强健云云，推重甚至。李濒湖《本草纲目》引唐慎微说亦同，可见此药自有真效。濒湖谓韵书楚人呼猪为豨，呼草之气味辛毒为莶，此草气臭如猪而味莶，故有此名。(《广韵》"上声七尾虚岂切"稀字解：楚人呼猪。)寿颐谓豕为水畜，其气腥臊，通乎人之肾气。肾家蕴湿生热，则相火不藏，诸病蜂起。中风瘫痪，颇多湿热扰攘，蕴酿为变。豨莶禀肾脏之气，直入至阴，导其湿浊，使积邪泄化，而诸恙自安。此理导湿热之功，亦以祛邪为主也。〔批：以豨莶为泄导肾家湿热之用，是从物理上得之。古今许多本草，不易得此精当确切之药性也。〕

第十一节　通治中风诸方之辨正

古治中风，大率以续命一类为唯一板法。《千金》《外台》二书，续命汤散复叠重累者，殆数十百方。药则温凉并进，甚至以桂附与犀羚同列。果是外中之寒风，则何以重用寒凉？若为内蕴之风热，则温燥升散岂非鸩毒？迨至宋金以后，则又有所谓羌活愈风汤、大秦艽汤等数方。凡是医书无不以此数方为中风必用之药。初学治医，先入为主，每至终其身不知所措，道之不明，皆古书误之，可为痛哭！今者气血上冲，脑筋为变，其理既明，则凡是习俗相沿之陋，自当一扫而空，不复置议。但俗书俱在，童而习之，必有不能忘情者，不揭其谬，则正义终未必大昌。〔批：笃信好古之士，尚其三复斯言。〕姑举古今通行熟在口头者，稍加辨难，庶几千年沿误，或可矫正一二。爰以辨正一节，殿在诸方之后。

小续命汤（《千金》） 治卒中风欲死，身体缓急，口目不正，舌强不能语，奄奄忽忽，神情瞀乱。

麻黄（去节） 防己 附子（炮，去皮） 芎䓖 桂心 黄芩 芍药 甘草（炙） 人参各一两 杏仁四十枚（去皮尖两仁） 生姜四两 防风一两半

【方解】寿颐按：方下所述诸证，皆是内风暴动为病。《外台》引延年亦有此方，则称其主偏风，半身不遂，口眼㖞，不能言语，拘急不得转侧。其为内风猝变，气血上菀，神经不用，情状显然。而古人乃以麻、桂、芎、防扰动其风，升泄其气，必有百害而无一利。此证此方，是木已摇而更拔之，未有不速其蹶者。而古今诸书，无不以此为治中风第一神方，总是误内因为外因之谬耳。寿颐于第一卷第二节及第六节言之已详，兹不复赘。若《千金》《外台》诸续命汤散，无虑数十，皆大同小异，其弊亦等，辨之徒滋辞费，姑皆从略。

侯氏黑散（《金匮》附方

菊花四十分　白术　防风各十分　桔梗八分　黄芩五分　细辛　干姜　人参　茯苓　当归　芎䓖　牡蛎　矾石　桂枝各三分

上杵为散，酒服方寸匕，日三服。

【方解】寿颐按：此方见《外台秘要》风癫方中，云出《古今录验》，只曰疗风癫。更有钟乳、矾石各三分，无桔梗，余与此同。考是方用桂枝、姜、辛、归、芎、防风，仍是古人温散风寒之习惯，本无深意，以治风癫，亦必不可得效。其用牡蛎、矾石者，杂涩歛于疏散队中，又是古方恒有之例，奚有奇功妙用可言？故以此方列于《千金》《外台》风门各方之间，本极平常，初以无使阅者特加青眼，然自后人附入《金匮》之中，云治大风四肢烦重，心中恶寒不足者同此一方，而主治乃与《外台》绝异。然绎其语意，亦甚浮泛，必无效力可言。而方后则加入常宜冷食，六十日止，即药积在腹中不下也，热食即下矣，冷食即能助药力等句。此尚非《外台》之所有，是更为后人妄加，其谬最是易知。恐自燧人氏教民火食以来，必无冷食六十日之理。如谓冷食而药即可积久不下，岂其人积六十日之食，而二便不通？清夜自思，亦当失笑！如谓二便自通，而独有药积不下，则必其人肠胃之间别有一处，独能存积此药，尤其理之不可通者。且服药治病，只是借其气味，运化精微，以达病所，亦非谓即此药汤药渣，竟能庖代气血之不足。而妄人竟能造此怪诞不经之说，鄙俚无耻之尤，大是可诧！奈何古今读者，皆不能直揭其谬，盖以附入《金匮》，认为仲师手笔，不敢纠绳，终是识理未到。不意喻嘉言自命绝世聪明，偏能信此臆说，随声附和，竭力谬赞。〔批：此方所用之药，所治之病，究竟对证者何在？然为《金匮》作注者，无不随意敷衍，已极可鄙。而嘉言更妄作聪明，尤其咄咄怪事。国医名手，乃有时竟荒谬如此！学者读古人书，真大不易。〕竟谓矾石能固涩诸药，使之留积不散，以渐填其空窍，则旧风既去，新风不入云云。竟误认病人服药，果能以药填空，如缝者之补缀，如圬者之画墁，岂非笑话？则过于好奇，务求立异，而不自知大言不惭，竟如梦呓。〔批：侃侃而谈，不畏俗师咋舌。〕虽似此穿凿附会之言，医学书中本所时有，原不足怪。惟如此方之乱杂无章，而竟为嘉言说得幻想纷纷，天花乱坠，一若玄之又玄，臭腐中自有神奇者，则亦不可多见。而庸人无识，更奉嘉言之说为至宝。陈修园《医学三字经》中亦复引之，论者新奇，病者无命，魔高千丈，宁不骇然？敢书所见，以质通儒，其庶有拨重雾而见青天之一日乎？嘉善俞东扶《古今医案按》，已谓喻氏之论黑散，以为用矾石填空窍堵截来风，好奇之谈，最足误人。又谓药之入胃，不过以气味传布经络脏腑，岂能以矾石填塞之？又谓冷食六十日，药积腹中不下，则肠胃果能填塞，不几令谷不纳而粪不出云云，其说亦极明白。可见怪诞不经之说，苟以静心读之，未有不觉其谬者，前贤固已有先我而言之者矣。〔批：明理者所见略同。〕

羌活愈风汤（《通真子机要方》） 初觉风动，服此不致倒仆，此乃治未病之圣药也。又治中风证内邪已除，外邪已尽，当服此药，以行导诸经，久服大风悉去，纵有微邪，只从此方加减治之。然治病之法，不可失于通塞，或一气之微汗，或一旬之通利。〔批：一气微汗，一旬通利二句，尤其不通之极。〕如此乃常服之药也，久则清浊自分，荣卫自和矣。〔批：此方主治，最是荒谬。宋元医书，何竟一窍不通至于此极！四大家之大作，原来如此。可叹！可叹！〕（从张洁古《保命集》节录）

羌活　独活　柴胡　前胡　麻黄　细辛　防风　川芎　白芷　秦艽　薄荷　人参　黄芪　甘草　枸杞子　枳壳　厚朴　当归　知母　甘菊　半夏　防己　杜仲　地骨皮　蔓荆子　熟地黄各二两　茯苓　黄芩　芍药　苍术各三两　生地黄　石膏各四两　桂枝一两

三十三味，共七十三两，每一两，水煎服。假令一气之微汗，用本方三两，加麻黄一两，作四服，加姜煎，空心服，以粥投之，得微汗，则住。如一旬之通利，用本方三两，加大黄一两，亦作四服如前，临卧服，得利为度。此药常服之，不可失四时之辅。春将至，大寒后，本方加半夏、人参、柴胡，谓迎而夺少阳之气也。夏将至，谷雨后，本方加黄芩、石膏、知母，谓迎而夺阳明之气也。季夏之月，本方加防己、白术、茯苓，谓胜脾之湿也。秋将至，大暑后，本方加厚朴、藿香、肉桂，谓迎而夺太阴之气也。冬将至，霜降后，本方加附子、当归、官桂，谓胜少阴之气也。此药四时加减，临病酌宜，诚治风证之圣药。

【方解】寿颐按：隋唐以前，治中风者，不问外风、内风，恒以续命汤为主，貌似神非，复叠重累，已觉魔障万重，莫能排脱。迨至宋金以降，则更有所谓羌活愈风汤、大秦艽汤等数方者，无论何种医书，说到中风一门，必以此作为必需之品。考其所用各药，麻、防、羌、独、芎、芷、薄、荆，大队疏风发散，而合以辛、桂之温，芩、地之清，参、芪之补，浑沌杂糅，盖亦与古人许多续命汤散，同出一派。似此毫无纪律之师，扰乱有余，何能治病？而古今名贤，无不引为同调者，终是见理未明。论及中风昏仆，无不心摇意乱。既不知病从何起，又安能按部就班，定方选药？则姑且一盲群盲，谬引一二成方，聊为敷衍，于是吠影吠声，互相传述。而似此乱杂无章之药剂，遂为人人心目中共有之方法。国医黑暗，至于此极，甚可骇诧！而此方之议论，尤其一窍不通，全如梦呓。且果如所说，几于无一句不可以杀人，是诚不可以不辨。〔批：此方杂乱，喻嘉言已说尽其弊，兹更推究其源，谓即从续命一派而来，尤能窥见其隐，目光最为远到。盖自有愈风汤、大秦艽、三化汤诸方以来，久为俗书引得心迷意乱，学者安得不堕其术中？今得此论，始觉大放光明。〕其曰初觉风动，服此不致倒仆，此方乃治未病之圣药。夫使中风之病，果是外来之风，则猝然而感，本不能预先觉其动与不动。惟内风暴动，当有先机，或为气火之上升，或为头目之眩晕。此时急宜清其肝热，而风或可息。乃此方中许多辛散、发汗、升提，内风得之，无不令其必致倒仆，是可谓之治未病之毒药。即曰可治外来之风，然重门洞开，藩篱尽撤，招风有余，岂能愈病？又谓内邪已除，外邪已尽，当服此药以行导诸经，久服大风悉去，则内外既已无邪，而再用此大队耗散，其意何居？又谓一气微汗，试问此四字如何解说？岂非不通之显而易见者。且本方中已有麻黄，而另加一两分作四服，如此重剂，胡可妄试？乃制方者既欲其汗，又欲其下，人非铁石，奚能堪此？而乃谓此是常服之药，宁独痴人说梦，直欲杀尽苍生。似此大谬，而著述家偏乐于援引，最是大惑不解。惟喻嘉言《医门法律》，辨之极允，谓其似是而非，后人无识，奉此为第一灵宝。申申之詈，亦不为过。但本方所用之药，亦与小续命汤、侯氏黑散，大同小异，本是一脉相传，如法仿造。论其芜杂无纪，初无上下床之别。然喻氏于此方，则以通真子所读，无名下士而痛骂之，于彼二方，则以附入《金匮》，讬庇于仲圣宇下而崇拜之。论门第不论是非，亦可谓不思之甚矣。〔批：说尽医书之陋，真是禹铸九鼎，魑魅现形。〕寿颐谓此方及大秦艽、三化汤等主治中风，方下所说，无一句不是胡闹。自张洁古《保命集》收之，且有种种加减，一似具有法度，而浅者读之，遂以为金元大家治病之秘奥竟在此中，不问其效力如何，而依样画葫芦，借充篇幅。总之皆不识此病之究属何因，实是国医之最不堪告人者。喻氏《法律》中风篇此方评论，颇能窥见其隐。试一读之，方知此方之必不堪用。且可知古今方书之人云亦云者，其真相不过如此，是亦大可慨矣。

大秦艽汤（同上）治中风外无六经之形证，内无便溺之阻隔，知血弱不能养筋，故手足不能运动，舌强不能言语。宜养血而筋自柔。

秦艽　石膏各一钱　甘草　川芎　当归　芍药　羌活　独活　防风　黄芩　白芷　生地黄　熟地黄　白术　茯苓各七分　细辛五分　春夏加知母一钱

水煎服。如遇天阴，加姜七片；心下痞，加枳实五分。

【方解】寿颐按：金元以后之论中风者，每以中经络、中腑、中脏分为三大纲。谓中经络者，外有六经形证，则通以小续命汤、羌活愈风汤加减治之。中腑者，内有便溺之阻隔，则以三化汤通利之。（三化汤方，即厚朴、大黄、枳实、羌活等分。每服一两，水煎服。亦出《机要》方中。）而中脏者，则云性命危，遂望而却步，不出一方。若外无六经形证，内无便溺阻隔，则通用大秦艽汤。似此三纲鼎立，要言不繁，而所用方药只此四者，又复简便易记。此说自张氏收入《保命集》中，而后之诸家，无不照例录入，几于无书不载。于是学医之士，喜其卑而易行，谁不印入脑经，恃为秘宝。究之卒然昏仆，皆由内动之肝阳，本非外感风邪，则六经形证，何自而来？然如大秦艽汤之主治，所谓外无六经形证，内无便溺阻隔，则所见之证，惟是手足不能运动，舌强不能言语。而所谓普通之中经络、中腑、中脏三纲，无例可援。既不能适用续命、愈风、三化之套药，又不敢谓其中脏，断为必死，不出一方。于是三纲之成例既穷，而医者用药，遂不得不与之俱穷。几乎搜索枯肠，无以敷衍了事，逃出病家之门。何幸有通真子者，异想天开，聪明大启，复能制造一外无形证，内无阻隔之通用套方，亦可谓无聊之极思。然方下主治，虽若自成一局，而所用之药，依旧防风、羌、独、细辛、芎、归，仍不离乎续命、愈风之大旨。又幸其灵机一动，想出“血弱不能养筋”六字，乃更悟到生熟二地可以养血，遂不伦不类，杂凑成方。使后之言医者，复可于中经络、中腑、中脏三纲之外，得此不中经络、不中腑、不中脏之应酬妙法。然以此开庸医之简便法门，则诚善矣。若欲求真实治验，岂不长堕十八层底黑暗狱中耶？喻嘉言仅谓其既欲养血，而复多用风燥之药，尚是皮毛之论，不足以诛其心。此非独制方之通真子一窍不通，而后世诸家，辗转抄录是方以入医书者，皆无一而非不通不通又不通者矣。〔批：金元以来治中风者，分此三纲，而教人辨证用药，本是梦话。六百余年，无有敢斥其谬者，终是未有真发明，则姑且人云亦云，敷衍了事耳。今既有伯龙之论，实地经验，而古人之误，始得彻底觉悟。凡是理想家杜撰方论，胥当淘汰净尽，无庸再谈。此段笔意沉挚，而作恢谐语出之，竟是牛渚燃犀，怪物毕现矣。〕

肘后紫汤　治中风无问男子妇人，中风脊急，身痉如弓。

鸡屎二升　大豆一升　防风二两（切）

水三升，先煎防风取三合汁，豆、鸡屎二味，熬令黄赤色，用酒二升淋之，去滓，然后用防风汁和，分为再服，相去如人行六、七里，衣复取汗，忌风。《外台秘要》收此方入中风角弓反张条。《肘后》又一方；清酒五升，鸡屎白一升熬。《外台》又引《备急方》同。

【方解】寿颐按：此治外风直入经络，而为角弓反张之正方。风自外入，故主防风，以专御外风。鸡为巽畜，其动应风。用其屎者，以重浊之气同类相求，似亦欲其镇定风阳之意。合之豆淋酒，疏风活血，通络温经。衣复取汗，则外邪解而络脉自和。古人治产后冒风发痉，及破伤之发痉，皆以此方为主，出入用之。《外台》引《小品》有大豆紫汤，《千金》又有大豆紫汤、独活紫汤、豆淋酒等，皆是疏泄外风之妙剂。惟风痉强直之证，有因于外风入络者，亦有因于血燥筋急者，更有气火上陵激动脑经而顷刻强直者。古人治法，只为外风一门，示以准则。如仲景“痉篇”，以桂枝、葛根等方，治刚痉、柔痉。及《千金》《外台》诸书，无一非解表通络之法。而今人病此，则多内热烁津，血虚血燥之候，非麻、桂、羌、防及豆淋酒等所可妄试。是当于近贤治案中求之，断不可徒读古书，反以偾事也。〔批：古人论痉，无不误认外风。然今之病痉者，则多是神经变化之证，而间亦有血燥不能荣养经脉者。学者必须识此，庶不为《伤寒论》及《金匮》所愚。〕

华陀愈风散　治产后中风口噤，手足瘛疭如角弓；或产后血晕不省人事，四肢强直；或口眼倒筑，吐泻欲死者。

荆芥

一味微炒为末，每服二钱，豆淋酒调服。或童子小便服之如神。王贶《指迷方》加当归等分，水煎服。

【方解】寿颐按：此以荆芥为散，豆淋酒调服，即《肘后》紫汤用防风，《千金》独活紫汤用独活之意，皆治外风之法。则此方之主治产后中风，仍是为外感风邪而设。惟产后阴虚，最多气火上升，内风暴动，豆淋酒必不可妄试。至谓产后血晕，不省人事，则多是血脱于下，阳浮于上，气升火升，扰乱神明，法宜降逆破瘀，镇定浮阳。虽曰风动，而是内风自动，与外受风者，绝然不侔，豆淋酒断不可用。惟童便定逆下行，降气降火最速，以调荆芥炭，亦能去瘀定风，奏效甚捷。然与《肘后》紫汤、《千金》独活紫汤，意在祛除外风者，大相悬绝矣。学者于此必须明辨外风、内风，对证用之，方能呈效。否则两者正是相反，北其辙而南其辕，适以速之蹶耳，不可不慎。此方称每服二钱，明是唐以后人所定（唐以前之权衡不以钱计），而方名华陀愈风散者，乃以形况其效力之神，有如华元化之治病，岂是华氏所制之方？宋人更有荆芥一味，治中风口噤，四肢搐搦，或角弓反张。用荆芥一味，炒为末，酒服二钱，极称有效。尤在泾谓其专治血中之风，亦治外风之药。若是内动之风，万无可以得效之理。

此卷所录各方，注解精当，皆能表明其真实功效，绝无模糊隐约之弊。而分别部居，不相杂厕，尤为学子指南之针。卒读一过，钦佩无既，虽不自制一方，而何去何从，一一抉摘净尽，无一非自具锤炉，以视俗书好立新方，而不适于用者，真有天渊之别。文彦附识。

中风论

自　序

昔，神农、黄帝、岐伯、俞跗，以神圣之资，阐阴阳之奥，创兴医籍，拯济疾苦，实与教养政治相辅而行，故三坟之书先于五典。盖医之学，备在君相矣。厥后有伊尹汤液，亦其类也。东迁以来，君相罕有知者，而其学遂降为艺术。若医和、医缓、扁鹊之俦，皆其最也。始皇焚百家之说，不禁医卜，故《灵枢》《素问》《神农》《本经》《扁鹊难经》犹传于世。汉之太仓公、华元化、张仲景之徒，皆精其术。仓公、元化无传书，惟仲景有《伤寒》《金匮》两书，实与《本经》《汤液》《灵》《素》《难经》相为表里，此医学之大成也。晋太医令王叔和，错解义例，纂乱原文，而医学始晦。相沿至今，卒无起而正之者。虽有诸家辈出，各抒所见，究与《灵》《素》《难经》不能符合。其弊在于不信古经，不明内景，枉逞胸臆。是以得不偿失，名不副实。著作虽多，去古愈远矣。近世医方本草诸书，专执心肝脾肺肾，颠倒金木水火土，满纸空谈，毫无实义，莫不家置一册，沿为习俗，牢不可破。此时即起轩岐、卢扁诸圣贤而正之，不目为怪，则斥为妄耳。笏学术浅陋，惟于古圣之书，颇曾究心，观其诊病脉法，经络营卫，内景脏象，皆与后世诸论不同。盖理寓于气，气寓于形，后人舍形气而言理，故其术肤浅而不适于用。古人求实理于形气之中，故其术精切而多奇中。今欲实从形气中以求治病之理，不得不详之如左，以就正于高明，庶不至于按剑相诧也夫。

道光辛已孟春江右熊笏叔陵甫自叙

序

《中风论》一书，安义熊叔陵先生着，闻向无刊本也。戊寅夏间，余从里中世医郭君秋泉借阅其家藏抄本，喜是书明于内景，不独为中风立论，即中风一症，灼有见地，全卷无一模棱语，因手录之。嗣询此书所由来，秋泉云：嘉庆季年，吾闽陈修园先生治疗出，一时名医右熊君耳其名，不远千里来证所学，修园下榻钦其绪论，即知熊有撰述，奈深自谦，秘不肯示人。一日熊外出，修园门下士私发其箧，得此书传钞之，欲再检他本，诘朝熊束装归矣。余于客冬购得叔陵《辑注难经》，读其中精义名言，悉从《灵》《素》体会而出，与《中风论》相表里，欲合刻而公诸世，未逮也。今夏，家端植兄拟刊医书，余以此论告，即欣然出资付梓，并自任校雠之役，一字之疑，必来参酌。剞劂竣事，属叙缘起，余思熊氏书出，当有目共赏，固无待余之表彰，而端植隐于市廛，能不没前贤之美，俾悬觚家获指南可多得哉，惟读《难经辑注，》知叔陵先生尚有《伤寒金匮合注》《医案一隅录》两种，肆中遍访无此书，端植能一一搜罗，襄刻《熊氏全集》，尤余之厚望也夫。

时光绪甲申八月子庄林庆祺谨序

论脏象

肝藏魂，属足厥阴经，有正络入肝络胆，主春木风令，旺于春，以胆为腑，属足少阳经，有正络入胆络肝，七情主怒，声主呼，液为泪，五官目（凡脏腑之相表里者，因诸经相属相络也。后世用五行干支相配，亦属凿空腐谈）。

心藏神，属手少阴经，有正络入心络小肠，主夏君火热令，旺于夏，以小肠为腑，属手太阳经，有正络入小肠络心，心君无为，五官舌。

心主无形，代心君行事，属手厥阴经，有正络历膻中，遍历三焦，主长夏相火暑令，旺于夏，以三焦为腑，亦无形，属手少阳经，有正络历三焦络膻中，七情主喜，声主笑，液为汗。

脾藏意，属足太阴经，有正络入脾络胃，主四季湿土令，寄旺于四季，以胃为腑，属足阳明经，有正络入胃络脾，七情主忧思，声主歌，液为涎，五官口。

肺藏魄，属手太阴经，有正络入肺络大肠，主秋金燥令，旺于秋，以大肠为腑，属手阳明经，有正络入大肠络肺，七情主悲，声主哭，液为涕，五官鼻。

肾藏精与智，左藏智，右藏精，属足少阴经，有正络入肾络膀胱，主冬水寒令，旺于冬，以膀胱为腑，属足太阳经，有正络入膀胱络肾，七情主恐惧，声主呻，液为精，五官耳。

五脏以心为君、为主，心君无为，寂然不动，其脏坚固，邪不能侵，侵之则神去而死。凡心之用，皆手厥阴心主代为用事也。

心主即膻中宗气也，但有气而无形，专代心君用事，故名之相火，譬如宰相代人君施政也。后世错认右肾为相火，考之《灵》《素》《难经》及仲景书，皆无此说。此因叔和脉法将三焦配入右尺，三焦本属相火，故遂错认右肾为相火耳。心主是本名，因心主无形可指，故《素问》借任脉之膻中穴名之曰膻中，是从其外而名之也。《灵枢》借护心之脂膜名之曰心包络，是从其内而名之也。二者皆是借名，非本名也。唯心主二字，乃是本名，因其代心君行事，为性情之主，故曰心主。

三焦亦有气而无形，即卫气之间行于腑者也。扁鹊名为原气，乃肠胃中行津化液之气也。盖心主是宗气，《内经》所谓大气积于胸中，命曰气海者是也。凡肝之怒、肺之悲、肾之智、脾之思，皆秉此气为用。三焦是卫气，《内经》所谓卫出下焦，间行于六腑者是也。凡上焦之饮食主纳、中焦之主腐化、下焦之二便主出，皆秉此气为用，此二者皆有气而无形。马元台谓三焦有形如脂者，妄也。

肾有两枚，其左者为肾，右者为命门。男子以右肾藏精，女子以右肾系胞。此言出于《难经》，不见于《内经》，然《内经》谓冲脉为血海，循腹右系于肾。又谓男子二八太冲脉盛，精始至，女子二七太冲脉盛，月事以时下。又谓男子无月事，冲脉不泄，则上荣而生髭须；女子有月事，冲脉下泄，则髭须不生。宦者损其冲脉，则须亦不生。观《难经》男以藏精，女以系胞之语，则右肾为命门者，即《内经》之冲脉循腹右下行系于右肾，谓男女之天癸所以传生者也，犹曰此生生受命之门耳。则命门乃水也，非火也。后世沿叔和之谬，谓左肾为水，右肾为相火，已属大谬，李时珍反用此法诋毁《难经》，可知后世医家于内景脏象全然不识，而犹妄意著作其书，尚可信乎？

或问：子以命门为天癸，然则肾中无火矣，无火则肾中真阳又是何物也？曰：肾中真阳即是卫气之根，《内经》谓卫出下焦，《难经》谓肾间动气，又谓生气之原者是也。此两肾皆有之，且膀胱亦有之，奈何专属之右肾耶？

《内经》曰：初生之来谓之精（男女媾精，万物化生。即右肾藏精也）。两精相抟谓之神（阴阳合而神明生，即心藏神也）。随神往来谓之魂（神明动而知识生，即肝藏魂也）。并精出入谓之魄（精血充而运动生，即肺藏魄也)。心有所忆谓之意(脾主思，故藏意)。虑善而动谓之智(肾为技巧之官，故藏智)。此五脏之所藏，谓之五神，所谓性也。

凡五脏皆不可病，而心脏为最。然《内经》《难经》论病，多以五脏为言者，乃指五脏所主之病，非谓五脏为受病之地也。譬如怒为肝之所主，其受病之地乃在卫气、宗气之上僭，《内经》所谓气有余善怒也。又如恐为肾之所主，其受病之地乃在卫气、宗气之下陷，《内经》所谓气不足善恐也。俗书不知从受病之气分施治，而辄从五脏用药，则误矣。

五脏为藏神最密之所，而名为阴者，以其为阴经所属也。六腑为传受渣滓之所，而名为阳者，以其为阳经所属也。唯胆为清净之地，不受秽浊，而亦名腑者，亦以其为阳经所属也。《内经》谓脏腑皆取决于胆，故胆为决断之官。

论经络次序

（此宗气领营血所行也，营行脉中）

经脉发源在左乳旁下，以手按之有动脉者是也。《素问》名为胃之大络虚里穴，《灵枢》名为脾之大络大包穴。盖脉本营血，乃水谷所主，故以脾胃互称。此只一穴，在左乳旁下，若右乳旁下则无有，不论男女，人人皆然。此等要紧之穴，《内经》言之甚清，验之此身亦甚明，乃诸家竟不知此为何事，可为浩叹（虚里出渊腋下三寸，大包在腋下六寸）。

第一，手太阴肺经从左边虚里穴上注肺，由左腋间走左手大指（寸口脉即此），是从胸走手也（正络入肺）。

第二，手阳明大肠经从寸口斜分至腕臂（反关脉即此），走上至头，是从手走头也（正络入大肠）。

第三，足阳明胃经从头上接前脉，由胸前而下至足背，是从头走足也（正络入胃）。

第四，足太阴脾经从足指接前脉，由膝而上至胸，注心中，是从足走胸也（正络入脾）。

第五，手少阴心经从胸中接前脉，由臑间而至手小指，是从胸走手也（正络入心）。

第六，手太阳小肠经从手小指外侧接前脉而上至头，是从手走头也（正络入小肠）。

第七，足太阳膀胱经从头上接前脉，由背而下至足小指，是从头走足也（正络入膀胱）。

第八，跷脉（男用阳跷，女用阴跷）从胫上接前脉，上至背俞，转从复冲下行于足（正络无）。

第九，足少阴肾经从足心接前脉，由膝内而上至胸，是从足走胸也（正络入肾）。

第十，手厥阴心主经从胸中接前脉，由臑而至手中指，是从胸走手（正络散入膻中）。

第十一，手少阳三焦经从手指背接前脉，由手腕外上至耳侧，是从手走头也（正络历三焦）。

第十二，足少阳胆经从头上耳侧接前脉，由身之旁下至足，是从头走足也（正络入胆）。

第十三，足厥阴肝经从足下接前脉，由膝而上至胸中，注于肺，是从足走胸也（正络入肝）。

以上诸脉，各有两条先行于左者毕，然后再注肺，由右腋间走右手太阴经、手阳明经，以次至足厥阴经，亦如其左，不复繁缀，然后再交于督脉。

督脉从右足厥阴经上头而来，由头顶中间入颈，循脊中直下至尾骨，分两支入前阴，合交任脉（此脉只一条，无正络）。

任脉，从前阴接前督脉由腹中间上胸，复注于肺，为周而复始（此脉亦一条，正络无）。

以上左右十二经、两跷、督、任，凡二十八脉，共长十六丈二尺，一息六寸计，二百七十息即遍一度，凡人一日一夜有一万三千五百息，则遍五十度也（凡营血随宗气行于脉中者，用此审次第。详后营行）。

论经络浅深

（此卫气所行也。卫行脉外）

人身头与手足是一壳子，五脏六腑皆在壳子之内者也，十二经络皆在壳子之外者也。然此壳子又有浅深不同，今分列于后。

第一层为太阳所行之地，手太阳二，足太阳二，阳跷二，督脉一，凡七脉为卫气极盛之地。

第二层为阳明所行之地，手阳明二，足阳明二，凡四脉为卫气总汇之地。

第三层为少阳所行之地，手少阳二，足少阳二，凡四脉为卫气初出之地。

以上三层皆名为表，少阳近里，为半表半里之界。

第四层为太阴所行之地，手太阴二，足太阴二，凡四脉为卫气初退之地。

第五层，为少阴所行之地，手少阴二，足少阴二，凡四脉为卫气退藏之地（任脉亦在此层，当云五脉）。

第六层为厥阴所行之地，手厥阴二，足厥阴二，凡四脉为阴尽阳生之地（过此则入脏矣）。

以上三层皆名为里。

凡卫行脉外者，用此察浅深，详后论卫气篇，知此则知偏枯之风专在卫矣。

凡十二经脉，各有支脉通于脏腑者，名为络，凡风之入脏者由此。

凡十二经脉，其阴经、阳经相交接处，名为交经别络（如手太阴交手阳明，足阳明交足太阴之类）。其阳经交阳经者在头，阴经交阴经在腹，则无别络。

凡十二经脉，各有小脉从气穴旁出者，名为孙络（又名小络，又名血络）。共有三百六十五气穴，即有三百六十五孙络。其病最轻。

论奇经八脉

阳维，即手三阳、足三阳诸气穴旁出之孙络也。

阴维，即手三阴、足三阴诸气穴旁出之孙络也。

阳跷，即足太阳之别，支通少阴者也。男子脉度以阳跷为经，阴跷为络。

阴跷，即足少阴之别，支通太阳者也。女子脉度以阴跷为经，阳跷为络。

督脉，即背脊当中一条督脉之孙络。

任脉，即胸前当中一条任脉之孙络。

以上六者，共有三百六十五气穴，此皆旁出孙络，不入营行之度。

冲脉为血海，循腹右下行，与右肾相通，男子以之藏精，女子以之系胞。胞即子宫，为月事所从出，即天癸也。《难经》谓右肾为命门，即此冲脉行腹右，与左乳虚里穴相对。盖人身血液分为两途，其从左乳下随宗气动而行于十二经脉之中者，名为营血，所以荫形而生肌者也。其从腹右下注冲脉通于右肾者，名为天癸，所以种子传生者也。营血从左乳下发源，行于脉中，故左乳旁下有动气应手；冲血从腹右下注于右肾胞中，其血本静，故右乳旁下并无动气，此左右之所以不同也。营血养身，故不可伤，伤之则死；冲血传生，原有可泄，故阉宦者流虽伤冲血亦不死。此营血为病所以独重，而冲血为病所以较轻也。

带脉横通于腰，所以联络诸经者也。

以上二者，皆不入营行之度，与诸经孙络相似，故亦列于奇经。

凡此八者，皆血之积而不流者也，《内经》名为奇邪血络，《难经》则名为奇经。盖血之行于脉中者，如川河之流；血之溢于孙络者，如湖海之会，古人用此以审病耳。譬如阳维之血溢于上，则为鼻衄、齿衄之类；阴维之血溢于下，则为圊血、淋血之类；两维同病，则为吐血、呕血之类，其孙络上贯于膈也。冲带为病，则为崩漏、带下之类。《内经》《难经》分晰甚明，李时珍辈乃谓另有八脉，考之古经既不合，证之此身亦不确，又假此为修真之说，无识者流莫不被其诳惑，往往因修炼而成痨瘵，生平所见亦多矣，故详辨之。

以上诸条，皆形体实义也。凡病，惟络病最轻，经病稍重，腑病又重，脏病最重。此审病轻重之大法。

形体实义既明，然后附于形体之气血阴阳，始可得而知之矣。有宗气、有营气、有卫气，另详于下。

论　总

人身养生之气有二：一曰呼吸天气。盖人在天地气交之中，如鱼之在水也。鱼在水中而不见水，人在气中亦不见气。试观平人扼吭则绝，无天气也。试观暴绝人气回则苏，通天气也。无形而至刚，故古之圣人有服气却谷之法。天气至清，全凭呼吸为吐纳。其呼吸之枢，则以肺为主，《内经》所谓天气通于肺也。天气有春温、夏热、秋燥、冬寒，及四季湿土不同，得其平则能养人，失其平则病，《内经》所谓天食人以五气是也。一曰饮食地气，即胃所受水谷也。试观平人绝谷则饥，试观尫瘠人美食则肥，则地气之养人可知矣。地气养人有形而至柔，故形体丰肥者其气反弱。地气至浊，全凭喉舌为出入，其饮食之权则以脾为主，《内经》所谓地气通于嗌也。地气有三：食谷者，智人为万物之灵也；食肉者，勇鹰虎之属也；食草者，力牛马之属也。又有五味：属木者酸，属火者苦，属金者辛，属水者咸，属土者甘，《内经》所谓地食人以五味是也。凡婴儿在胎中，亦有天气、地气为养，盖其呼吸、饮食皆资于母也。地气有形，故医书多言之，若天气无形，医家多不知为何物，故诸书皆置而不言，无怪医术之多陋也。

论宗气

宗气者，乃呼吸天气所生，其所居在胸膈之间。《内经》曰：宗气出于上焦。又曰：呼则气出，吸则气入。其大气之抟而不行者，积于胸中，名曰气海是也。凡人身之力，惟胸膈间最大，此即宗气也。凡头背手足之力，皆取络于胸膈，此气又名膻中，又名心包络，即心主也，常代心君用事，称为相火。盖心为君火，端拱无为者，性之体也；膻中宗气为相火，代心君行事者，情之用也。情动则气必随之，即宗气也。《内经》谓心之合在血脉，正指宗气代心君用事，与营血俱行脉中耳。其领营血行于脉中也，即从左乳旁下虚里穴起，以次行于各经。一呼一息，一息行六寸，已详于经络次序。

论营气

营气，即营血也。血不自行，必赖气以行之，即宗气领率之也，故称之曰营气。此饮食地气所生，乃水谷之精液，故《内经》曰：水谷入胃，清者为营血。又曰：水谷入胃，游溢精气，上输于脾，脾为胃行其津液，乃化为血，以奉生身。又曰：营气出于中焦。中焦即腐化水谷之地也。中焦生血，化为两途，其从腹右注于冲脉者为血海，其血静而不动，即天癸也。其从腹左乳下随宗气走于二十八脉者为营血，此则动而不止者也。凡营血行度，手之三阴从胸走手，手之三阳从手走头，足之三阳从头走足，足之三阴从足走腹，先行左十二经，后行右十二经，其行度左右交通，是以凡病之在营分者，病左则必及于右，病右则必及于左，断不能左右各分也（营行脉中为阴）。

论卫气

卫气又名人气，以其纲维群动，为知觉运动之主也。又名阳气，以其温养一身也。合而凝之则为卫阳，此受命养生之主也。乃合呼吸天气与饮食地气所生，天气无形而至刚，卫气兼之，故其性慓悍。《内经》又名之曰悍气，与营血专资地气，其性精专者判然不同。《内经》曰：饮食入胃，浊者为卫。浊字正言其慓悍耳。因其慓悍，故不能行于脉中，而必行于脉外，此卫阳之所以不同于营阴也。

卫气有体、有用，所谓体者，卫气之根也。其根在肾，《内经》谓卫气出于下焦，常从足少阴之分，间行于脏腑者是也。《难经》称为肾间动气，后世称为丹田真阳，即此卫气。无形必有所附而始留，下焦乃脂膏最多之地，卫阳即附于脂膏中，故曰卫气出于下焦。譬如灯附于油，则长明不息也。故后人又指为水中之火。不独人也，凡物之膏皆可燃火，则凡有生之物莫不各有阳气附于膏中矣。所谓用者，卫气之枝叶也，其义繁多，另详于下。

其一曰：间行于五脏则五神生。从下焦而合于上焦宗气，应于心，则生神而为喜笑；应于肺，则生魄而为悲哭；应于肝，则生魂而为怒呼；应于肾，则生智而为恐呻；应于脾，则生意而为思歌。总名之曰慧也。

其一曰：间行于六腑则水谷化。从下焦而上合于宗气，应于胃则主纳，应于胆则主决，应于小肠则主腐化，应于大肠则主传送，应于膀胱则主渗利。总而名之，则曰三焦，所以行津化液也。凡大小二便之开合，皆三焦卫气之所司，《难经》谓之原气。

其一曰：出入于经络则寤寐分。方其出也，从肾脏行于少阴之分（少阴为卫气出入之门户），由太阳、阳跷上注于目，则目张而寤矣（此二脉皆上至于目之精明穴）。然后行于阳经，而五官为之用（凡阳经皆上于头）；行于手经，而手为之用；行于足经，而足为之用；间行于脏，而慧生；间行于腑，而饮食入。此卫气之出，而为寤也。两边齐出，且一时分驰者也。方其入也，从太阳、阳跷而下走阴跷，由少阴之分而注于肾，则目合而寐矣。故寐者，无五官之用，不在诸阳经也。无手足之用，不在手足诸经也。无饮食之需，不间行于腑也。唯从肾注心，从心注肺，从肺注肝，从肝注脾，从脾注肾，循环而已然。虽内注于五脏，而在外之经脉不为用，则不能丽于实而生慧，但游于虚而为梦。凡人夜之所梦，多属昼之所为者，卫气之所习也。其呓语者亦然，此卫气之入而为寐也。亦两边齐入，且一时并收者也。若卫气欲入于阴而寐，而勉强持之，使出而为寤，则必呵欠。《内经》谓：阴引而下，阳引而上，阴阳相引欠者是也。

其一曰：卫行有浅深。卫行脉外，《内经》所谓卫外而为固者也，《难经》名为守邪之神，然有浅深之别焉。其法分躯壳为六层，外一层为太阳，次阳明，三少阳，四太阴，五少阴，六厥阴（凡伤寒传经即此）。寅卯辰三时行三层少阳，巳午未三时行一层太阳，申酉戌三时行二层阳明，亥子丑三时行四层太阴，子丑寅三时行五层少阴，丑寅卯三时行六层厥阴，故太阳卫气最盛，少阳为初进，阳明为初退，若三阴则敛藏矣（此法《难经》不载，出仲师《伤寒论》篇）。夫同此卫气，既有寤寐开合，又有行度浅深，何也？曰：《素问》生气通天论曰（此篇专论卫气）：阳气者，若天之有日，故天常以日光明。可见寤寐者，譬犹日行南陆为冬，行北陆为夏也；浅深譬犹日出为晨，日中为午，日入为昏也。《内经》又有一刻少阳，二刻太阳，三刻阳明，四刻三阴之法，则推求更密矣。盖卫气慓悍，行度迅急，故大开合之中，复有小开合，《内经》比之于日，诚不诬矣。

其一曰：卫分行左右。卫气行度，但有寤寐浅深之法，并无左右交通之法。其出而为寤也，则两边齐出，故两目亦齐开；其入而为寐也，亦两边齐入，故两目亦齐合。其出也，一时分驰，故手足、五官之动亦无先后；其入也，一时并收，故手足、五官之静亦无先后。其浅深也，亦然。可见卫行是左右分布矣。是以病之在卫分者，病右则不及于左，病左则不及于右。仲师云：风则伤卫，即是指此，此中风所以独有偏枯之症也。李东垣不识此中至理，乃分左为血，右为气，然则人身有病左不关气，右不关血乎，此等浅陋之见，诸医不能斥之，反从而附和之，殊可怪。

以上皆从《灵》《素》《难经》《金匮》诸书考证确凿，施之诊治历有明效，故记之。

论脉诀

后世知斥高阳生之讹诀，而不知辨王叔和之《脉经》，总由不读《灵》《素》之过也。《灵》《素》谓：人迎为颈脉。即结喉两边之人迎穴也，叔和则指为左手脉名。《难经》谓：阳得寸内九分，阴得尺中一寸。并无关脉地步，叔和则强分三段，又将奇经八脉概附两手，分为九道。种种虚诞，真堪捧腹。至分左寸为心、小肠，左关肝、胆，左尺肾、膀胱，右寸肺、大肠，右关脾、胃，右尺命门、三焦，其法并不见于《灵》《素》《难经》，即后之仲师书中，亦无有也。后世又有各自为法，颠倒安置者。吁！五脏六腑本生成之物，可以任人提挈视如傀儡乎？今试诘之曰：仲师谓尺寸俱紧者，名曰伤寒。若以此部位论之，则是五脏六腑皆病，何以止言曰太阳病耶？吾知其必无应矣。然则诸家脉法皆欺人之语，不足信也。惟《灵》《素》《难经》、仲景之脉，乃古圣所贻，各有至理，且其法相同，谨摘其要如下。

一曰经脉诊法，即手足阴阳十二经也。外病必先起于经脉，内病亦必发现于经脉，故为诊病第一要法。经脉有三阳，可以审卫气，以卫气盛于阳经也。经脉有三阴，可以察营血，以营血盛于阴经也。《内经》取结喉旁人迎穴为阳明脉，以候三阳经及卫气，取两手寸口，又名气口，为太阴脉，以候三阴经及营血。其法：人迎盛于气口一倍，为少阳病；二倍，为阳明病；三倍，为太阳病。气口盛于人迎一倍，为少阴病；二倍，为厥阴病；三倍，为太阴病。《难经》则括其法，于两手尺寸中，以寸候三阳，尺候三阴，关为阴阳之界。其尺寸相较法，亦如《内经》，以人迎气口相较也。仲师之法与《难经》同。

一曰脏气诊法，分浅深为五层。第一层，极浮者为肺。《内经》谓：皮毛为肺之合。又谓：脏真高于肺。《难经》谓：三菽之重。仲师同。第二层，略浮者为心。《内经》谓：血为心之合。又谓：心藏血脉之气。《难经》谓：六菽之重。仲师同。第三层，浮沉之中者为脾。《内经》谓：肉为脾之合。又谓：脾藏肌肉之气。《难经》谓：九菽之重。仲师同。第四层，略沉者为肝。《内经》谓：筋为肝之合。又谓：肝藏筋膜之气。《难经》谓：十二菽之重。仲师同。第五层，极沉者为肾。《内经》谓：骨为肾之合。又谓：肾藏骨髓之气。《难经》谓：按之至骨。仲师同。

凡此五者，以见阳脉为腑病，见阴脉为脏病。如三菽见洪为大肠，见细为肺，余可类推。又以轻者为腑病，甚者为脏病。如三菽略涩为大肠，涩甚为肺，余可类推。

凡此五者，各有主脉，肺涩（又名毛）、心洪、脾缓、肝弦、肾石也。如三菽见洪，为心火刑金，余可类推。

以上二法，平人则不见，惟病人乃见之。如病在经脉，则寸尺之诊必变于常；如病在脏腑，则菽数之诊必变于常。随其所变见而断其病，十不失一。

一曰平脉败脉诊法。平脉者，春微弦、夏微洪、秋微毛、冬微石，四时旺脉皆有和缓胃气，故曰微也（微也，勿认为弱）。败脉者，春但弦、夏但洪、秋但毛、冬但石，四时旺脉皆无和缓胃气，故曰但也（但也，勿认为强）。盖脉本营血随宗气而动，宗气即呼吸天气所生，天气有春温、夏热、秋燥、冬寒之递嬗，宗气应之亦有春弦、夏洪、秋毛、冬石之递嬗。若营血乃饮食地气所生，其性精专有常而不变，与宗气相融，故反泯其迹，而为微弦、微洪、微毛、微石，故曰胃气也。若无胃气，则无营血相随，脉中仅止宗气独行，但见弦、洪、毛、石而已，故曰败脉也。凡见败脉者，为无胃气，虽不病，亦不可救，是名真脏脉。凡脉有胃气者，虽极危之病，亦有可生。故曰：人病脉不病者，生；脉病人不病者，死。即此义也。此法，以伤寒初起必见邪盛之脉，则审胃气之法更当细辨。若伤寒十日以后，亦可用此法。

一曰脉体诊法，其法有三。

一是呼吸数诊法：一息四至为平，五六至为数，二三至为迟，数极为散，数时一止为促，迟时一止为结，止有定数曰代。

一是手指轻重诊法：轻取曰浮；重取曰沉；浮沉皆有，中独取无，曰芤；浮沉皆无，中独取有，曰牢；浮无、沉有，曰伏；浮有、沉无，曰革；有力曰实；无力曰濡。

一是脉动形状诊法：流利曰滑，凝滞曰涩，大曰洪，小曰细，过指曰长，不及曰短，劲疾曰紧，从容曰缓，端直曰弦，厥厥而摇曰动。

以上凡二十四脉，精而熟之，可以该诸书诊法。但其断法甚多，难于详载，故仅录其脉名。

以上皆详《灵》《素》、仲师脏象及诊脉审病之法。若夫病之所由起，或从外因，或从内因，但取切要于中风者，详于后。

论病因

病有外因，如六气之风寒暑湿燥热，八方之温热燥寒是也。有内因，如饮食饥饱、喜怒哀乐、爱恶欲是也。凡此者，皆各有所及之经，有某经之脉象（如寸主阳经，尺主阴经之类），即有某经之见症（如三阳有头痛，三阴有腹痛之类），且各有所应之脏，有某脏之脉象（心病则六菽脉洪，肝病则十二菽脉弦之类），即有某脏之见症（心病多笑，肝病多怒之类），此皆确有几兆，无难洞见者也。但久病者，邪正俱衰，则见症与脉象多不如初起之明白清楚，然其大要则固可知也。如见症虽不似初起，总必有一二未除；脉象虽与初起不同，而其可愈、不可愈总必有胃气可据（脉以和缓为胃气）。此从古圣贤相传要诀，历试不爽者也。病之多门，不及详论，今专以风门论之。

论中风

风为八邪之长，夫人而知之矣。至于伤寒之中风，与偏枯之中风，其所以判然不同之故，则自晋迄今千百余年，竟无一人道及，可见历来诸家多愦愦也。殊不知出在《灵》《素》，特未许浅见窥及耳。夫伤寒之中风，乃六气之风，详在《素问》五运行大论篇，此系四时天气与宗气相名（宗气即呼吸天气所生，领营血行于脉中者也），其感于人也，必入营中，故初起必有恶风发热等症，且营血本左右递注，故病则左右俱病，断无偏枯之症。偏枯之中风，乃八方之风，详见《灵枢》黄帝与岐伯论八风篇中，此是四方贼风与卫气相袭，其入于人也，但在一隅，而不及营血，故起首无恶风发热等症，且卫气本左右分布，两边各出，故病左者不及右，病右者不及左，此所以有偏枯之症也。知此则风之源头清矣。再专就八方风论之。

论八风

其法分东、西、南、北为四正，又分东南、西南、东北、西北为四维，合计为八方，各有主气，南风热、东风温、西风燥、北风寒，东南风温而热、西南风燥而热、东北风寒而温、西北风寒而燥，此其平也，太过者则贼风矣。贼风轻，其中于人也，亦轻；贼风重，其中于人也，亦重。乘卫气之隙而袭入之也（贼风又名邪风）。

八方之温热寒燥，只以东西南北辨之，不论四时皆有，与六气之春温、夏热、秋燥、冬寒各主一时者不同也。

卫气温养形体，《内经》所谓卫外而为固，《难经》所谓守邪之神也。卫气固密，则百邪不能侵，若少有罅隙，则邪即袭之矣。其隙在头，则中于面，但为口眼㖞而已，其手足固无恙也。其隙在手经，则中于臂，但为腕臂不举而已，其头足固无恙也。其隙在足经，则中于髀枢，但为步履迟重而已，其头手固无恙也。其隙在左，则中左而右无恙；其隙在右，则中右而左无恙。中足少阴，则舌枯而语言謇涩（少阴之脉上萦舌本）；中手厥阴，则神倦而多健忘（手厥阴心主本代心君行事也）；中手少阳，则三焦不利而多噫气，且大便不行；中足太阳，则膀胱不清而多溲浊，甚至小便癃闭而不能出，以膀胱气化全凭卫气渗利，卫气为邪风所袭，不能渗利，故癃闭也。种种诸症，难以枚举，总各视其隙之所在耳。《内经》曰：邪之所凑，其正必虚。以比斫材，木坚者不入，脆者皮弛，正谓此也。是以此症多发于中年以后之人，以其卫气不无少衰也。若少壮之人，则百中无一，以其卫气正盛也。后人不明卫气之义，乃有左血右气之说，失之远矣。又有谓血虚生内风者，亦不甚切，殊不知内风之生，乃卫气之虚而有隙，如谷虚则生风耳。非血虚也。虚则有隙，而邪风入之，故曰内风感召外风也。卫气出于下焦，为生风之根，即《内经》所谓肾间动气也。其开合寤寐出入间，皆以足少阴经为门户，少阴即肾之经脉也。其经有两条，左右各一，故卫气之行躯壳、行于脏腑者，亦左右分布。凡人之始，初结胎时，其形如两甲，即两肾也，而卫气寓焉，故其开合寤寐出入间，行亦必左右分布，此内景之确而可信者，特粗工不能识耳。

动气之根，即是肾气，然必曰肾间动气者，以其为知觉运动之主，故加一动字以称之。若两边卫气平均，则知觉运动自然爽健精明。若一边卫气无病，一边卫气有病，则知觉运动必不能如平日之爽健精明矣。语云：

众擎易举，独力难胜。可以为譬。

风中于左，则病在左；中于右，则病在右。独口角之喎斜则不然，中左者，口必喎右；中右者，口必喎左。所以然者，左则左边卫气不用，而经脉弛缓不收，右边卫气独用，而经脉牵引拘急，故必喎右（口角经脉是阳明经环于唇口者，左右各一）。其中右者仿此。

论轻重

两边齐中，左右俱不仁者最重，不能运动，不知痛痒者，名为不仁，此即仲师所谓卒病（卒病者，陡然猝发，昏不知人也）。或左或右，但中一边者稍轻，此即仲师所谓偏枯也（详《金匮》）。此二者，皆病之大经者也，若中风入脏，则不可救矣。或但口眼喎斜，或但臂不举，或但足不用，或但舌喑不能言，或但麻木有定处（麻木即不仁），此五者，皆病之在孙络者，若久而不治，亦能渐入大经矣（左右二十八脉名为大经，三百六十五穴名为孙络）。故在脏者极重，其生死只在二三日间，在大经者稍轻，往往连年累月始可渐愈，在孙络最轻，有不药而亦能自愈者。

以上从病之所在论轻重也。

人身卫气，应于五神则为知觉，温于四体则为运动，原是左右齐应，两边合用，故能使耳目聪明，心思精详，手足便利。若风邪伤卫，有一处不相应，即有一边不为用，则知觉运动皆为之迟钝矣。所谓一马不行，百马休也。所以中风之后，往往多滞钝之病，虽平生极性急爽利之人，亦变而为迂柔宽缓。盖心欲前，而身不与之俱前，以志不能率气（卫气），气不能率形也，是以知觉多错乱迷忘，运动多艰难迟钝。此皆论病后邪风已衰，卫气未复原也。当夫初起之时，则全视邪风之微甚，以定病情之轻重。其邪风之甚者，昏不知人，即邪风之微者，亦昏不知人。其风中一边者，昏不知人，即风中小络者，亦昏不知人。以卫气猝为邪风所袭，不能自主也。一二日后，或七八日后，邪风少衰，卫气之已伤于左者，虽未能骤复，其未伤于右者，则必运动，而人事始渐清醒矣。再数日后，或一二月后，未伤之卫气必渐溉及已伤之卫气，于是偏枯者亦渐渐灵活矣。若治之得法，则未伤之卫气既可渐溉相助，而已伤之卫气又可逐日生发，如是则两边均平，而知觉运动依然复旧矣。其辨轻重之法，初起昏不知人，痰鸣气促，一日之后即能平静清醒，此受邪极微，病之最轻者也。或一二日后，始能平静清醒，此受邪略甚，病之稍重者也。或七八日后，或十余日后，始能平静清醒，此受邪较甚，病之重大者也。或仍不能平静清醒，而反息高鸣喘者，此受邪最重，直入于脏，正气尽去，病之不可救者也。

以上从邪风之微甚，诊轻重也。

论寒热

偏枯之风，以四方之位定八风之寒热，伤寒之风，以四时之序分六气之寒热者绝然不同。盖八风之寒热，不拘四时皆有也。夫八方之风，其几微渺，非神圣不能察识。如黄帝明堂一篇，后来诸家具茫然，不知其所指，又安能察识八风哉？吾辈虽不能审之于未形，未尝不可辨之于已着，则当据初起之症为断。如风之变乎常者：从东来，则面必青，舌必紫，甚者舌卷囊缩，筋必惕（惕者，动也。俗言肉跳），目珠多斜转。从南来，则面必赤，舌必焦，甚者生芒刺，肌必热，目之白珠必有红处。从西来，则面必白，舌必燥，甚者如白霜、积粉，皮必粟起（谓毛发竖立也），目珠多上视翻白。从北来，则面必紫，舌必黑，甚者裂缝，息必鼾（如寐者呼吸有声，俗言寒睡也），目之白珠必有黑处。从中央来（此四维合并者也），则面必黄，舌必黄黑，甚者多涎垢，肌必潮湿黏手，目之白珠必黄。其东南、西南、东北、西北来者，各以其方之法为断。

以上诸症，但见一二症便是，不必悉具也。此皆从所受之风而定其寒热也。

论证候

（初起时所必有者，凡七症。或有或无者，凡十七症）

初起猝发，必昏不知人。

必有痰涎壅盛。痰涎即人身津液，本随卫气布一身者也。风伤卫，则不能行津布液，于是津液皆随宗气进居膈中，与呼吸之气相上下，故壅于喉间也。凡风之寒者有之（此宜温），即风之热者亦有之（此宜凉）。俗医多用热药开痰者，非也。（笏）尝治此症，投以大凉剂立开。

必有皮肤发亮。八风虽有寒热之不同，然总为阳邪。以阳邪而动卫阳，两阳相合，故发亮。

必有短气。卫气不能行津布液，则津液皆聚膈中，而宗气之呼吸为之不利，故短气。

必有自汗。风为阳邪，不闭腠理，故自汗。汗即卫气所布之液也，风邪伤卫，不能约束皮毛，汗孔空，故汗自出（亦有无汗者，热甚也）。

必有半身不动（详论八风）。

必有体重。两边卫气皆用则身轻，有一边不用则身重。

以上七症，初起时所必有者也。若无以上诸症，则非中风矣。

或语言謇涩，或喑不能言。少阴为卫气出入门户，其脉上贯膈，络会厌穴（此发声之地，如笙之有簧也），萦于舌本，卫为风所伤，重则喑不能言，轻则謇涩。

或大便自遗，或大便燥结。卫气间行于腑者，为三焦原气，伤重则不能约束，故自遗，伤轻则不能传送，故闭结。常见有仅闭一二日，而大便干燥如石者，此热胜也。有闭至二十余日，而仍溏者，此湿胜也。

或小便遗溺，或小便癃闭。卫气唯下焦为盛，其间行于腑者为三焦，然必先从膀胱起，故《内经》以三焦与膀胱并称。膀胱有出窍，而无入窍，凡三焦水液之注入膀胱，全凭下焦卫气蒸渗而入，乃从小便而出。若风伤卫，则卫外之卫气（即行于经络者）皆进入膀胱。渗利太过，则为遗溺；不能渗利，则为癃闭。俗书谓遗溺为肾绝者，非也。尝见有遗溺而仍愈者矣。凡小便中久澄之而有如膏发粉者，乃下焦有热，蒸铄水液，有如煎膏者然。故初出甚清，澄久则稠。盖初出尚热，如膏之热则不凝也。澄久则冷，如膏之冷则必凝也。不可认此为虚寒（小孩小便初出清澄，久变色如白浆，亦此义。以小孩纯阳，下焦多热也。书指为寒，则误矣）。

或阳事暴举。卫出下焦，即肾间动气。卫之在外者，虽为风伤，而在下焦者，反郁闭不泄，故暴举。尝见有中风偏枯之后，反连生数子者矣。然其偏枯犹不愈者，以卫气不能行于表也。

或阳事痿弱。此因在外卫阳已伤，挹取其下焦卫气，外泄则肾间动气不强，然其偏枯转易愈者。昔一友患此，竟不药而偏枯愈，愈后半年，阳事复强。可知此症当缓，以俟其生发，不可用热药损筋。

或心悸善忘。悸，即怔忡也。卫不行津，则津停为水，水停胸下，则令人悸（详《内经》）。

或智虑多疑。卫阳伤，则不能取决，其神不足故也。

或嗳气不食。此非不食，乃腹中不甚饥耳。卫伤一边，则三焦气化不速，不能消水谷也。

或消谷善饥。此惟风淫于内者有之，《内经》所谓风能消谷也。昔一友患此，治以咸寒之药，一日而偏枯㖞僻皆愈。

或心烦不寐。卫气浮于外，与风相合，不得行于阴，则目为之不瞑（详《内经》）。

或贪眠嗜卧。此惟风入少阴者有之，仲师曰：少阴之为病，但欲寐。

或呵欠不止。一边已伤之卫气不行于阳，但欲入于阴，一边未伤之卫气能行于阳，阳引而上，阴引而下，阴阳相引，故呵欠。此症最多。

或头痛如箍。此邪风盛于三阳阳经也。三阳之脉皆上行于头，风性上僭，故头痛。

或背反如折。此邪风盛于太阳、督脉、阳跷也。此三脉行于背，风邪入之，则三脉皆急。背反者，身往后仰，俗语所谓角弓反张也。《内经》名为痓。其症兼有目直视，头摇，手足搐搦（即抽掣。中风之搐搦只一边动）。此症较重，乃风邪兼入营分，故兼见此症。专在卫分者，无此症也。

以上十七症，初起时或有或无者也。

凡所必有之症，乃偏枯中风之本症，无此则非矣。或有或无之症，乃因其人受邪有轻重，经络有虚实。人之形体起居不同，故病情亦有不同也。此皆从其初起而言之耳。若夫缠延日久，则人情百变，病情亦百变，虽大禹神圣，亦不能铸鼎象物，穷尽怪相也。然可愈、不可愈，尚可以约略言之，今并附数则于下。

一、偏枯日久，以致骨节之间、肌肤之内，渐生痰涎，外见浮肿者，难愈。人身生气寄于津液，亦犹天地生气寄于水也。凡天下之无形而有形者，皆水也。《易》曰：天一生水。试看草木、昆虫，莫不皆然。人身津液得卫气以统之，则能生血、生肌，若卫气为风所耗，则形体必瘦。若津液停而为痰涎，注于肢节、肌肤之间，则必始瘦而后肿。《内经》谓：风气客于诸经之络，迫切而为沫。又谓：沃沫聚之则极，肌肤而为肿者是也。沃沫即痰涎也。俗书不知此理，或指为寒湿，或指为脾虚，误矣。殊不知此症多生于热，譬如以水擦手，热则生泡，以火炙肌，亦生水泡。可知热从风生，沃沫微聚亦如水泡而已。此因日久，卫气大耗，一时难于复旧，故难愈。若无此，则易矣。

二、偏枯日久，手足拘挛，不能屈伸者，难愈。《内经》曰：阳气者，精则养神，柔则养筋。筋虽为血所养，必得卫气以温之，而后舒卷自如。《难经》谓：血主濡之，气主煦之。若日久，卫衰营血耗，无以养筋，是由气分而累及血分，由浅入深，故难治。

三、偏枯日久，脉见沉细数急者，难治。凡中风之脉，必浮大而缓。考之《灵》《素》、仲师，皆是如此说。验之诊治，亦是如此脉。有日久而此脉犹不退者，有日久而此脉尽退，独见四时平脉者，有变见迟脉者，皆属易愈。惟变成沉细数急者，最为难愈。所以然者，以其病已分入血分也。沉主血分，细为血少，数急为有气无血。盖脉本宗气，领营血而行，宗气无形而悍急，营血有形而迟缓，二者相配，而后脉均。若无血，则宗气独行，故数急也。血不足以充之，故细也。一见此脉，便是营血已伤，故难愈。凡病已入营者，为重也。

以上皆节取大概言之，尚有风痱、风懿、风痹等名，未能详及。然而中风诸义，则已括尽无遗矣。其左瘫右痪等名目，皆立自后人，徒有其名，羌无实义。夫营卫行度，经络浅深，《灵》《素》、仲师皆言之甚详，后人不知，此处探求，辄暗中摸索。或谓中风为虚，或谓为火，或谓为痰，或谓为气，或谓为风、痰、气三者并合，或谓风、痰、火诸邪夹发，究不能得病源实在。更有以中魔、中暑、中毒，一切混杂邪病，而分为类中、直中者，此皆源流不清，内景不明，纸上谈兵，无济实用者也。

论风脉

中风之脉，其起首必浮大而缓。考之《灵》《素》、仲师，其言既同，验之诊候阅历，又千人如一。浮以手指轻重取之，大以脉之形状取之，缓以脉之至数取之（至数即一呼四至也。）盖风则伤卫，风为阳邪，故大；卫行脉外，故浮。病初起时，但在脉外之卫分，未入脉内之营分，其脉中之营血、宗气依然照常行度，故缓也。缓是脉之动数。宗气领营血而动，宗气一呼，营血二动；宗气一吸，营血二动；一呼一吸，脉凡四动，是名为缓，乃是无病平脉。因中风但伤卫，而不伤营，故脉应照常缓也。然则何以辨邪风之轻重？曰：浮大异常者，其邪重；浮大同等者，其邪轻；浮大略见者，邪最轻。断病之法，只取浮大为病脉，非指缓为病脉也。缓为平人之脉，故不可作病看。然则但言浮大足矣。何必又言缓？曰：古人言此，正以明病不在营耳。若入营，则不能缓矣。后人不识此理，往往将平脉混入病脉，此脉学之所以晦也。

其八风之邪，则又从浮大中兼见之脉别之。如风从东来者，为木邪，主温化，其大中必兼弦象；从南来者，为火邪，主热化，其大中必兼滑象；从西来者，为金邪，主燥化，其大中必兼涩象；从北来者，为水邪，主寒化，其大中必兼紧象；从中央来者，为土邪，主湿化，其大中必兼濡象。其东南、西南、东北、西北四维相并而来者，则各以其方之脉兼见也（如见其弦象、滑象错出，则为风从东南来之类）。凡此诸脉，历断千人，无一遁者，孰谓脉法难凭耳？

八方之风，分为温、热、燥、寒、湿五等，之中温、热、燥居其三，皆热症也。寒则仅居其一，湿则有从寒、从热之不同。可知中风一症，热病居多，故南人中风较多于北人。而生平疗病，每以凉药奏效，其源皆从此中悟出。近日诸医，但执庸陋俗书，暗中摸索，轻者酿成废人，重者卒致不救，不如勿药为高。

偏枯日久，则脉多变矣。然亦一二年其脉仍浮大而缓者，此风邪与卫气相合而不去，如银之入汞也（水银为汞），其症必将复中。盖阳邪未去，势必再召新邪也。复中则病加剧，若治之得法，不但复中可免，即偏枯亦可愈也。其脉为沉细数急者，难愈；其脉变为迟者，可愈（一息三至名为迟）；其脉浮大全退，而见四时平脉者，易愈。中风在三阳经，则浮大之脉寸部盛于尺部；在三阴经，则浮大之脉尺部盛于寸部；若阴阳诸经俱中，则尺寸俱浮大如一。此分辨经络之法。

论治法

治法无他，专从卫气治之而已。卫气有根本、有枝叶，有表、有里。卫出下焦，为肾间动气者，根本也。从少阴之分，间行五脏，则为知觉性灵，间行六腑，则为三焦气化，此皆里也。温养形体，为守邪之神者，表也。从诸经而行于脉外，则为运动形体，五官得之，而耳目聪明，四体得之，而手足持行，此皆枝叶也。其根本在肾，附于脂膏，则为水中之火，如灯之附于油也。根本治法，有宜补火者，如灯之添草则光焰益大；有宜补水者，如灯之加油则长明不熄。世俗专以补火为事，则油竭者光亦熄矣。其枝叶在经，温于肌肉，则附于汗液，如树木之以皮行津，得春夏阳气，而后浆汁盛也。枝叶治法，有宜用散者，如树之津气通则荣茂，有宜用收者，如树之皮津泄则枯槁。世俗专以敛补为事，则津壅者，树必胀绝矣（如漆树，日久不取漆，则必胀闷而枯。用树皮行津，以比卫阳之汗，其理至确。凡过汗亡阳者，即亡卫阳耳）。是以欲卫气之根本强，则当油草并加，不可专用热药，欲卫气之枝叶盛，则当散敛兼施，不可专用补药。凡治病养生皆然，不独中风也。

八方之风，虽有寒热之不同，然皆为阳邪，况又从热化者，五居其三。人身卫气，即是阳气，以阳邪而与阳气合，则水乳交融，毫无捍格矣。同类相求，而不相争，此偏枯中风者，所以无恶寒发热等症也。可知中风之伤卫气，乃邪风与卫气相混耳。其所以知觉运动皆为之不灵者，譬如三军之卒，有一军与贼私和，则号令不行，独一军不行也，势必三军皆为掣肘，观望不前矣。故善治中风者，必先从而分之，使邪风与卫气相离，而后风可净，而卫气仍为我用也。此侯氏黑散，所以用白矾之意。喻嘉言谓，为填塞空窍。夫白矾善消物，岂是填塞之药？可谓凿矣。

凡风之入，必乘卫气之隙，其隙多起于内热。盖寒则卫气敛，故冬时之人多无汗，热则卫气散，故夏时之人多大汗，寒则腠理闭，故无隙可入，热则腠理开，故有隙可乘。其内热或生于七情，或生于饮食（每见好服温补者，多有中风之病），此所谓以内因而感召外因也。后人有所谓胃热生内风而致者，其言甚是，然不知此为卫气之病，究属一得之见。嘉言谓猝倒不省人事为阳虚，而妄拟参附为治，总由不识卫气有表里之义耳。《素问》生气通天论曰：阳气者，烦劳则张。此论专言卫气，烦劳即内热也，张即开也。此卫气因热起隙之由也。又曰：辟积于夏，使人煎厥。辟亦开也，夏则腠理汗孔皆开也。煎即烦也，厥者逆也，谓气逆于上，则多热也。此皆言内热。又曰：目盲不可以视，耳聋不可以听，溃溃乎若坏都，汩汩乎不可止。此即形状中风昏不知人之象也。

卫气之隙，由于表气不固，则散药似不可用矣。然用温药为散，则不可。若用凉药为散，乃至妙之法。盖凉则腠理敛，而散则卫气通。尝见偏枯兼有麻木者，《内经》谓：卫气不通者，为皮痹不仁。卫气痹闭，即麻木也。或用滋阴养血之剂而愈者，缘受病本轻，得此甘寒阴药，解其内热耳。若受病稍重者，便难取效。可知此症，非从血治也。其过服温补者，多至成废。盖此症本由于内热，而又多外热之邪也（东风温、南风热、西风燥，四方之气，热居其三）。

南方地土温暖，其人腠理常开而卫气疏，故多中风。北方地土寒凉，其人腠理常闭而卫气密，故中风者少。惟尊贵人，温暖太过者偶有之，然亦易愈也。南人中风后，赴北方而愈者，尝见三人矣（俱服苏合香丸而愈）。《素问》曰：阴精所奉者，其人寿。《西洋志》：欧逻巴以北，地寒，人多寿；葛淄巴处南，四时皆热，其人不寿。非虚言也。凡久病，必先顾其脾胃，以血气之生发，全凭脾胃之运化也。然二者之治法判然不同。脾为阴、为脏，为胃行其津液者也。其治法宜燥，燥则健；宜补，补则强，故其药宜甘温。胃为阳、为腑，为水谷之海。其治法宜润，润则化（凡干土不能腐物，必湿土始能腐物）；宜通，通则运。故其药宜清凉。喻嘉言谓：养胃与补脾有天渊之别。叶天士谓：胃不强者，以凉通之则强；脾不健者，以温补之则健。《内经》曰：胃欲寒饮，肠欲热饮。寒饮即清凉养胃之义，热饮即甘温补脾之义。肠即小肠也。为受盛之地（凡水谷之腐化皆在小肠之内），变腐水谷，而后脾始挹其精微，以生气血（水谷精气上输于脾）。故不言脾而言肠也。

喻氏、叶氏之言，正与《内经》合，特二君皆从治病悟出，故立言不与《内经》同耳。

脾胃之治不同，然则何以别之？曰：即以其病别之。其病起于寒症，而不能食者，则宜燥补脾土，而用甘温药；其病起于热症，而不能食者，则宜润通胃气，而用清凉药。不独始病为然，即久病亦然。譬如偏寒、偏热之病，既退之后，犹不能食，投以凉剂，则胃气立开。世俗只知补脾之法，不知养胃之法，往往见热病不食，辄以凉药碍脾，疑而不敢用，其贻害者多矣。李东垣作《脾胃论》，不能确切分疏，仅为调停之说，亦由传派不清，内景不明耳。

其有先患热病，后变寒症者，则用补脾法；先患寒病，后变热症者，则用养胃法。凡病久脾胃不旺，仍各从其病为治也。

论药饵

昔扁鹊但论脉书（即《难经》），未传禁方，故无方论。因未遇传人，而遽遭李谧之害也（秦国太医自以技不如扁鹊，使刺客害之）。《神农本经》、伊尹汤液又无传书，往往为后世所淆乱。张仲师有《金匮方》，亦多散逸。如葛雅川、孙思邈之徒，皆剽窃《金匮方》而自为书，究不能明其旨。近世如李时珍之《纲目》，未免太杂（虽小说妄谈，亦为采入，以乱其真，故其书太杂）。汪讱庵之《本草》，未免太迂（淡竹叶，隰草也，乃隶木部，其他舛谬亦多）。方药之道几于晦矣。窃以平生所试验，质诸仲景遗书，充类至尽，固可以意求之也。兹择其切要者列下。

病在卫气，则当从卫分用药。卫气有表里不同，表者行津为汗，温养形体之阳气也；里者受命之根，水中之火，即肾间动气也。肾间动气，即卫气之根，出于下焦，附以脂膏，为水中之火，其治有四法：火衰者，温中以益之，如灯之添草也。其药则有附子、肉桂、胡巴、故纸、干姜、吴茱萸，及椒、磺、茴香之属；其方则有四逆、回阳、理中、温中之类。火盛者，壮水以制之，如灯之添油也。其药则有地黄、白芍、知母、黄柏、元参、龟胶，及丹皮、芩、连之属；其方则有八味（知柏八味）、六味、封髓（古有三方封髓丹）、固精之类。火离于水，虚阳外浮者，则先用温中，引阳下归于根，后用壮水恋阳，使不复越，则阴平阳秘矣。火郁于水，真阳不伸者，则于益阳之中加以透发，如麻黄附子细辛之意，则阴退阳盛矣。

卫行脉外，为守邪之神，温于肌肉，运于形体，为肌表之阳，其治有六法：或表阳外闭，无汗烦闷，则发汗以疏之，如麻黄、桂枝、羌活、独活之类。或表阳外泄，汗出不止，则固表以敛之，如白芍、龙骨、牡蛎、附子、黄芪之类。或表阳太盛，肌热如灼，则凉肌以解之，如石膏、知母、胡连、地皮之类。或表阳太虚，厥冷恶寒，则温经以助之，如桂枝、干姜、参、芪、香、蔻之类。或卫气盛于阳经，而衰于阴经，上逆者，则苦以降之，如龙胆、栀子、黄连、芦荟之类。或卫气盛于阴经，而衰于阳经，下陷者，则辛以升之，如升麻、葛根、白术、黄芪之类。

以上皆从卫分审病，用药之大略也。若夫中风之治，则又当细辨之。

风为阳邪，卫为阳气，两阳相合，而不相争，故无恶寒发热等症。阳主开，故有自汗。卫为风所淆，则知觉运动俱为之不用，故猝倒不知人。仲景用独活以解外（因其有汗，故只用轻表），白菊、秦艽以解风，白芍以固卫气，归身以附营气，白术以安宗气，尤妙。入白矾以澄之，不使风与卫相浑，以遗日后之患，此侯氏黑散所以为至当至确之法也。但中风必有从寒、从热之不同，则此方亦有加温、加凉之各异，特孙思邈从《金匮》录方时多遗脱耳。

中风之从寒化者，何以辨之？曰：其四肢必厥，必无汗（寒则腠理闭），余症与前同。其治宜峻表，如麻黄汤加三生饮之类。尝用防风通圣散而愈者五人。其方则麻黄、桂枝、防风、羌活、白术、白芍、当归、枳壳、大黄、芒硝也，因药力甚猛，自能分开邪正，故不加入白矾。

中风之从热化者，何以辨？曰：其舌必枯（干裂如错），四肢必热，必大汗（热气所蒸），余症与前同。其治宜凉解，如清凉饮子及玳瑁散主之，然总不如白虎汤、竹叶石膏汤为妙。生平尝用此二方治十余人，皆有殊效。亦因药力甚猛，自能分开邪正，故亦不必白矾澄之也。

以上二条，皆初起用药之法，若不如此，多至拘挛痿废矣。其后治之法，又当细辨之。

中风数日之后，人事渐醒，诸症渐减者，邪风衰也。然余邪之与卫气相融者，必不能净，卫气之为风耗者，必难骤复，故往往有偏枯、善忘诸恙。其治又当从养营、养气之中，加入竹沥、荆沥为引，或加姜汁为引（初起从寒化者可加，热化者忌）。然药力既轻，取效必不能速，又宜久服之，乃能有功也。盖竹沥、荆沥，乃草木行津之处，卫气之在表，亦如树木之以皮行津，故用此为引。

中风日久，则卫气必衰，在表之卫气盛，必须益其肾间动气，如树木培其根本，则枝叶畅茂也。若专用芪、术，以补表阳，则宗气必僭而生热，而风之余邪不除（人参、黄芪、白术，皆补宗气之药）。若加入归、芎、地黄以配之，则又仅生营血而已，而于卫气无益。若用桂、附之类，虽能益肾间动气，亦易于生热。昔人创易老地黄饮子，用桂枝、附子，与生地、麦门冬，白菊同用，服之亦有效验（必加竹沥、荆沥方效）。然总不如紫河车之妙，其性得血气之余，既非草木可比，且又不寒不热，而为卫气生发之源。盖人身结胎时，其形如两甲，即两肾也。此卫气受生之始，河车即从此两甲而生，以包护于五官、四体之外，即卫气外行躯壳，卫外为固之始，以血肉之属补，为血肉之同气相求，乃无上妙品也。

近日广东出有再造丸，服之亦间有效者，而不知其为何药。后于静芸齐《集验良方》中见之，即苏合丸之加减耳。其方皆辛香行气之药，用之于寒化者则效，用之于热化者多不效。其曰：中左者用四物汤下，中右者用四君子汤下，亦不过沿袭左血右气，为诡遇之计，究非治病正理。

夫人益卫气之法，多主用酒。《灵枢》谓饮酒者，卫气盛，先行络脉，后行经脉，是以知有何脉之动。今验之人事，凡饮酒者，懦夫有强毅之气，愚夫有明决之气，笨人有轻便之气，静者好动，嚅者多言，此皆缘卫气先盛，则知觉运动迥异于常耳。是以扁鹊对齐桓侯有酒醪之语。然则欲益卫气，正不必戒酒，但不可太过，太过反耗气，不可太热，太热反生病（宜别图浸酒之法）。绍酒乃马蓼曲所作，马蓼曲性克削，能荡涤肠胃，非过食油腻者不能受。烧酒虽热，然是水中之火，故为佳，但不宜多饮耳。盖天地无全功，圣人无全能，是在养生者宜自为斟酌也。扬州有百花酒甚佳，京都史国公酒亦佳。

食物不必过拘，不论寒热，皆可取食。盖食杂则无偏寒、偏热之患，若认定一类为食，则偏矣。《素问》曰：物增而久（谓专食一物者），夭之由也。可以知戒。尝见中风偏枯人，谨守医戒者，虽服药而不愈，其放饭流歠者，虽不药而自愈。可知治病之道，在于得诀，不在于戒口也。唯是习俗相沿，必多疑虑，今亦从俗，但戒动风之物，如雄鸡、鲤鱼、黄鳝、鲜虾、香椿、鲜菌六者而已，其他俱不必戒也。至于日用晕肉蔬菜，与卫气相习已久，戒之则无以养胃气矣。

凡素有小恙，与中风本病无涉者，则不必兼治，反分药力，纵欲除尽，亦必愈后治之。如肠风痔血等症，此血溢于阳明正络而来，《内经》所谓：阴络伤（肠在下，故曰阴络），则血下溢为圊血（大便曰圊）是也。此属血分，与卫气风邪无涉，故不必兼治。且此为轻恙，风为重恙，不可治轻而弃重也。

凡服药饵，有不宜服而服之反无恙者，以其本无甚病，纵误服药饵，亦不过如多食寒物、多食热物而已。盖无病，则人身气血不为之动，故得无恙也。若因其无恙，而辄信为可服，服之日久，未有不增病者矣。此亦物增而久之义也。有不宜服而服之即有害者，以其本有病，稍一误用，则其害立应。盖有病，则人身气血已动，再加误药，以助其病，则病愈剧矣。故曰：不服药为中医。

凡过服药饵者，其效迟，往往寒之不见其凉，温之不见其热，因其胃口与药习惯耳。有连服十数剂，不甚见功，其实已暗受其益，譬如嗜酒之人，一旦使之戒酒，则反难过矣。

附　案

奉新张希良，卒倒不知人，头破出血，喉中痰鸣，遗溺，汗大出，两手两足皆不顺适，众医咸知为脱，已煎参附汤矣。余望其色，面赤而光，切其脉，浮大而缓，急止参附，投白虎汤一剂而痰静，再剂而渐醒，次日左手足能动，而右则否，始知偏枯在右矣。因连服数剂，右手亦愈，但不思食，众疑服药过凉，止之弗听，再服清凉数剂，乃大饥能食，倍于平日，而病全愈。或曰：何以断其必夹火，而面赤之必非戴阳乎？为虚阳上脱，其脉必散，断不能缓，故确知（细急不分至数者为散，若见此脉，须桂、附以纳之）。

新建刘四美，猝不知人，目闭痰鸣，只右手动，余不动，无汗，医者投以参附，三日后遂头摇、舌裂。余用防风通圣散，大汗出而苏。因欲再进，阻于俗医，改用轻补剂，遂成偏枯，筋急不能屈伸，竟废。

南昌卢生，病如刘四美，误服参附已六日矣。亦用前方三帖而苏，再用原方加减，八帖而全愈。可知此症，多受补药之害。

安义尉白映升，年六十余，尚健如壮年，从不服药。癸酉夏月，赴城隍庙烧香，忽跪不起，口中喃喃，语不明白，一家谓受神谴也。舁归，则喉中痰鸣，已僵矣。余视其舌，如错而黑，用大秦艽汤倍生地、加石膏，三日而尽五剂乃苏，而左半不能动，再用十剂，仍无效，因尽去风药，专用元参、天门冬、麦门冬、生地、酒芍、白菊、知母，服两月而愈。

奉新李荣光，体肥多痰，生平好服芪、术，虽当归亦不敢服，一日猝倒不知人，口㖞，右手不动，舌黑而干焦，用白虎汤加麦门冬、元参、生地、当归、白芍、白菊，四剂而苏，右亦渐动。怕药凉，不肯再服，竟成偏枯，语言謇涩。

靖安辛文祥，好服补药，因而泄泻。医者谓其脾虚火衰也（时已年六十二），极力温补，而泻愈甚，肌肉消尽而泄，食入即出，卧床一月矣。继而猝不知人，口眼㖞斜，不能言，右半不动。余用生地八两、麦门冬四两、白蜜一盏，嘱代茶常服。连服半日，果泄止，遂放心服之，一日尽一帖，二日而苏，再服至六七日，而手足亦动，仍不能言耳。再服一二日，而大便胀急不得出（已十余日不大便），于是改用承气汤加薄荷，服二帖大便通，而手足皆灵，语言亦出矣。再服前方（即生地、麦门冬），一月全愈（计服生地三十斤，麦门冬十余斤）。或问其故，曰：人身肠胃有三十六曲，岂能食入即出，此明是温通太过，三焦气化转运太速，即火泄也。热积于内，而犹行温补，以致内热感召外风，故猝中邪风。用润药以缓其传送，故泄止，以解其内热，故风息。

姑录数案，以明中风多热病，乃确有所见，非从纸上空谈，且可知一切俗书不足信也。彼《景岳全书》《医门法律》《医宗必读》等书，皆梦呓耳。吾未见其能愈此病也。奈何甘听其诳，而不辨耶。